Akupressurhandbuch

急救

Michael Blate

Akupressurhandbuch

Ji-Jiu – Druckpunktmassage für Erste Hilfe und Selbstbehandlung

Für meine Familie – Martin, Sylvia, Laurie und Keith –
für ihre nicht endende Geduld;
und für Sri Sathya Sai Baba,
den Diamanten des Universums...

Titel der Originalausgabe:
The Natural Healer's Acupressure Handbook
G-Jo Fingertip Technique

Aus dem Amerikanischen übertragen
von Peter Gern

Satz: Jäger Fotosatz, West-Berlin
Druck: MovimentoDruck, West-Berlin
Bindung: Villwock, West-Berlin
Titelgestaltung und Fotos: Reinhard Görner, West-Berlin

Vertrieb: Edition Plejaden
Manteuffelstraße 46, 1000 Berlin 36
Vertrieb für die Schweiz: Bücherkarawane
Soodstraße 55, CH 8134 Adliswil
Vertrieb für Österreich: Octopus
Fleischmarkt 16, A 1010 Wien

ISBN 3-88419-012-1

INHALT

DANKSAGUNG

Das Akupressur-Handbuch ist das Ergebnis von mehr als zehnjähriger Forschung auf dem Gebiet der natürlichen Gesundheitspflege und der – zur konventionellen westlichen Medizin – alternativen Heilmethoden. Zahlreiche Menschen aus aller Welt – besonders aber aus Süd-Florida – haben im Laufe der Zeit außerordentlich hilfreich an seiner Vollendung mitgewirkt, und der Autor möchte seiner tiefen Dankbarkeit für ihre Unterstützung - Ausdruck verleihen. Besondere Anerkennung soll folgenden Personen zuteil werden:

Charles P. L. Bestoso – seine Arbeit umspannt den Zeitraum von vierzig Jahren, er hat Tausenden von Leidenden geholfen und der medizinischen Forschung einen weiteren Schritt ermöglicht.

Ralph Alan Dale, Ed. D., Ph. D., Direktor des 'Acupuncture Education Centers' in Miami – seine Bemühungen haben dazu beigetragen, die Vorstellungen und Techniken der östlichen Medizin sowohl praktizierenden Ärzten als auch der breiten Öffentlichkeit näherzubringen.

Anne Hertz, Lois Wright, Helen Merrill und Natalie Chapman – deren Wissen und Geduld eine unschätzbare Hilfe bei der Entstehung dieses Buches waren.

Dr. Barry Sultanoff – Lehrer, Freund und Heilkundiger im vollen Sinne des Wortes. Sein Einfluß formt eine ganze Generation von Ärzten.

Und Gail Watson, einer besonderen Freundin.

VORWORT

Laß mich einen ersten Schritt tun und dich in *Das Akupressur-Handbuch* einführen. Ich hoffe, daß dieses Handbuch dein Interesse an einer alternativen Auffassung von individueller Gesundheitsfürsorge wecken wird. Ich glaube, daß es dir ein neues und aufregendes Gedankengut zur Selbsthilfe anbietet, das die dynamischen Veränderungen um uns herum voll in Betracht zieht.

Die 60er Jahre endeten auf dramatische Weise mit dem ersten Schritt des Menschen auf dem Mond, was vielleicht bis heute seine größte technologische Leistung darstellt. Dies leitete eine Ära des Aufbruchs zu scheinbar grenzenlosen Horizonten ein. Eine neue Bereitschaft, in uns selbst zu blikken und den „inneren Raum" intensiver zu erforschen, begann sich durchzusetzen. Als Pioniere, die an allen Fronten Hilfe suchen – komme sie nun von Gurus, Psychotherapeuten oder anderen – öffnen wir uns den verschiedensten kulturellen Einflüssen. Die Veröffentlichung dieses Handbuchs, das östliche und abendländische Standpunkte harmonisch miteinander verbindet, macht diese Tendenz sichtbar. Die Tatsache, daß es geschrieben wurde, ist ein Teil der Antwort auf die Suche nach Alternativen und zeugt von dem Verlangen nach Offenheit für Veränderungen, das für unsere moderne Gesellschaft so charakteristisch zu sein scheint.

Das Handbuch betont als grundlegenden Begriff den Ausdruck „Erster Schritt" im Sinne von Erste Hilfe. Ebenso wichtig, glaube ich, ist die weiterführende Möglichkeit, die in dieser Idee des „Ersten Schrittes" enthalten ist, nämlich, daß das Erlernen der Ji-Jiu-Techniken bei einigen Lesern ein allgemeineres Interesse für Selbsthilfe wecken könnte.

Außerdem könnte die Anwendung dieser Techniken zu dem Bewußtsein führen, daß Heilen ein Prozeß ist, der zu einem beträchtlichen Teil von einem selbst in Gang gesetzt wird, und daß jeder leicht die Initiative ergreifen und die Pflege seiner Gesundheit selbst in die Hand nehmen kann.

Vor langer Zeit machte der griechische Arzt Hippokrates einen bedeutsamen „ersten Schritt", indem er die Forderung „Vor allem füge keinen Schaden zu" zum grundlegenden Lehrsatz der Medizin erhob. Hippokrates verstand, daß der Heilungsprozeß ganz wesentlich vom Menschen abhängt, und er hütete sich vor den Schäden, die durch fehlgeleitete Eingriffe in die Wirkungsweisen der Natur angerichtet werden können. Aber heute scheinen viele von uns, verwirrt durch die Komplexität des Wissens, der Technologie und der Behandlungsmethoden, dieses einfache und doch fundamentale Prinzip aus den Augen verloren zu haben. Aus Unwissenheit – oder ist es vielleicht eher eine Nichtbeachtung – ist die Bedeutung dieses grundlegenden Prinzips häufig übersehen worden.

Diejenigen von uns, die sich mit ihrer persönlichen Entwicklung beschäftigen, sehen in der Gesundheitsfürsorge einen integralen Bestandteil unseres sich entwickelnden Bewußtseins. Diese „ganzheitliche" Sichtweise des Wesens der Medizin konfrontiert uns mit einer praktischen Frage: Wie können wir uns das Wissen und die Hilfsmittel der westlichen Medizin zunutze machen und gleichzeitig eine Gesundheitspflege aufrechterhalten, die mit den Grundsätzen von Ordnung, Ausgewogenheit und Selbstvertrauen im Einklang steht? Dies ist die Frage, der sich *Das Akupressur-Handbuch* hauptsächlich widmet. Dadurch wird es zur lebendigen Quelle für jeden, der sich zu einer mehr selbstgesteuerten Pflege seiner Gesundheit hinentwickelt. Es bietet einen alternativen Weg an, um die verschiedensten körperlichen Beschwerden zu behandeln. So kann man, statt zur Medizinflasche zu greifen, mit den Kenntnissen, die dieses Buch vermittelt (und einem Minimum an Praxis) manuell den richtigen Punkt (oder die richtigen Punkte) anregen. Auf diese Weise kann man aus eigener Initiative einen ersten Schritt tun, um eine symptomatische Erleichterung seiner Beschwerden zu erreichen. Die Entscheidung, ob und wann man einen Arzt aufsuchen soll, kann dann verantwortlicher getroffen werden.

Der Arzt ist eine wertvolle Hilfe. Er sollte immer dann aufgesucht werden, wenn andere Wege, um sich Linderung zu verschaffen, einschließlich angemessener Techniken der Ersten Hilfe oder des „Ersten Schrittes" sich als unwirksam erwiesen haben, oder wenn die Situation seine besonderen Fachkenntnisse erfordert. Ein kompetenter Arzt hat viele bedeutende, nützliche und manchmal entscheidende Fähigkeiten – zum Beispiel das

Wissen, wie ein medizinischer Notfall, ein diabetisches Koma oder ein Atemstillstand zu behandeln sind. Die Unfallstation eines Krankenhauses ist jedoch nicht unbedingt der beste Ort für die Behandlung leichter Kopfschmerzen, einer Magenverstimmung oder einer schlaflosen Nacht. Und doch werden medizinische Einrichtungen zum Großteil von Patienten in Anspruch genommen, denen entweder der Wille oder das Wissen – oftmals beides – fehlen, um mit kleineren Unpäßlichkeiten auf verantwortliche Weise selbst fertig zu werden. Fast ist es so, als ob der Leidende erwartet, einem Genie im weißen Kittel zu begegnen, das durch einen Wink mit seinem magischen Stethoskop DIE KRANKHEIT aus seinem Körper verbannen kann. Durch diesen Verzicht auf persönliche Einflußnahme reduziert sich der Einzelne letzten Endes auf einen reinen Zuschauer, einen passiven Unbeteiligten, der nichts mit dem Erhalt seiner eigenen Gesundheit zu tun hat.

Das Akupressur-Handbuch hilft, das Verständnis für eine Perspektive wiederherzustellen, indem es eine Methode der Selbsthilfe darstellt, die in universellen Prinzipien des Heilens begründet ist, und die „nicht schaden“ wird, wenn bestimmte, klar definierte Vorsichtsmaßnahmen befolgt werden. Sie ist eine in sich abgeschlossene Methode der Ersten Hilfe, die genauso zu Hause wie in freier Natur ohne Hilfsmittel oder besondere Nebenwirkungen angewendet werden kann. Die vorbehaltlose Achtung des Autors vor dem Urteil des Einzelnen und die Unterstützung seines Selbstvertrauens empfinde ich als besonders erfrischend. Hier halten wir tatsächlich einen Reiseführer für weitere Wanderungen auf dem Pfad der persönlichen Verantwortung in Händen. Man kann ihn erkunden, mit ihm wachsen und neue Fähigkeiten für die eigene „Überlebensausrüstung“ erwerben und damit den Grundstein für eine gesunde Art von „Krankenversicherung“ legen, jetzt und für die Zukunft.

Dr. Barry Sultanoff
Brockport, New York

EINLEITUNG

Ji-Jiu bedeutet „Erste Hilfe“

Ji-Jiu bedeutet, grob aus dem Chinesischen übersetzt, „Erste Hilfe“. Die auf den folgenden Seiten beschriebenen Techniken unterscheiden sich jedoch grundlegend von Schien-, Bandagier- und anderen Techniken, die man in Betracht zieht, wenn man an westliche Erste Hilfe denkt. Die Ji-Jiu-Techniken stützen sich vor allem auf die Anregung von winzigen Druckpunkten durch eine Massage mit den Fingerspitzen und sollen herkömmliche westliche Notfall- oder Erste Hilfe -Techniken nicht ersetzen oder verdrängen. Da westliche Methoden in einschlägigen „Erste Hilfe“-Büchern ausreichend behandelt werden, wurden sie hier nicht aufgenommen. Statt dessen schildert dieses Handbuch ausführlich eine Reihe von alten östlichen Techniken, die unter bestimmten Umständen die Wirkungsweise herkömmlicher westlicher Methoden der Ersten Hilfe ergänzen und steigern können.

Dieser traditionelle östliche Weg der Ersten Hilfe ist nicht beschränkt auf Notfallsituationen. Dieselben Techniken können helfen, Schmerzen zu lindern oder die verschiedensten symptomatischen Beschwerden zu heilen. Einem grundlegend gesunden Menschen bieten sie eine natürliche Alternative zu vielen rezeptfreien oder nicht apothekenpflichtigen Arzneien.

Wie dieses Handbuch entstand

Dieses Handbuch wuchs aus einer Materialsammlung, die entwickelt wurde, als ich Gruppen von Medizinern und Laien in Süd-Florida in der

Anwendung verschiedener traditioneller Druckpunkte unterrichtete und deren Nutzen demonstrierte. Als Quellen dienten mir viele der damals erhältlichen Texte, die sich mit dem orientalischen Weg der Gesundheit und des Heilens beschäftigten. Außerdem sprach ich mit Akupunkturmeistern und Kennern der yin/yang Theorie und wurde von ihnen unterwiesen. Auch zog ich eine Reihe professioneller Periodika zu Rate, die sich mit der östlichen und der westlichen medizinischen Praxis beschäftigen.

Als ich das Buch vorbereitete, war es mein Ziel, möglicherweise nützliche, vielleicht sogar neue Informationen in eine einfache, prägnante Form zu bringen. Die auf den folgenden Seiten abgedruckte Liste der Symptome, die von jedem der Punkte nach geschichtlicher Überlieferung gelindert werden, ist nicht notwendigerweise vollständig. Vielmehr ergab sich die endgültige Liste aus Empfehlungen von Ärzten und von Menschen, die viel in der freien Natur leben, und aus Erfahrungen, die ich bei Reisen in viele Länder der Erde machte.

Obwohl viele der Informationen, die hier angeboten werden, durch persönliche Erfahrungen immer wieder bestätigt worden sind, war es nicht möglich, aus erster Hand Kenntnisse über die Wirkungsweise eines jeden Punktes bezüglich der ihm zugeschriebenen symptomatischen Erleichterungen zu erlangen. Bei vielen Symptomen, die in dieses Handbuch aufgenommen wurden, besonders bei den ernsteren des Typ 2, habe ich mich auf historische Dokumentationen gestützt. Die Bibliographie am Ende des Buches verweist auf geläufige Titel, die für die Forschung besonders hilfreich waren.

Überall in diesem Buch taucht häufig das Wort „traditionell“ auf. Es bezieht sich auf in ganz Asien (Japan, Indien usw.) vielfach angewandte Theorien und Techniken, deren Wurzeln die medizinischen Lehren des alten China sind. Diese Ideen wuchsen aus empirischen Beobachtungen und Aufzeichnungen in einem Zeitraum von mehreren tausend Jahren. Sie wurden vor über viertausend Jahren im wahrscheinlich ersten medizinischen Buch, das jemals geschrieben wurde, veröffentlicht. Es handelt sich um *The Yellow Emperor's Classic of Internal Medicine.* Es ist immer noch ein grundlegender Text für diejenigen, die sich für ganzheitliche, traditionelle Medizin und deren Heilmethoden interessieren.

Paramedizinische Heiler und traditionelle Therapien

In jeder geschichtlichen Epoche gab es Heiler, medizinische und nichtmedizinische. Zauberer mit geheimen Tränken, weise alte Männer und Frauen mit einem tiefen Wissen über Kräuter und Pflanzen, psychisch oder spirituell bewußte Menschen – sie alle haben, lange bevor der formal ausgebildete Arzt üblich wurde, wichtige Rollen im Gesundheitswesen der Gemeinschaft gespielt. In manchen Gesellschaften oder Subkulturen ist der nichtmedizinische Heiler immer noch sehr nützlich und er lindert oft große Not, indem er die Menschen behandelt, die nicht willens oder fähig sind, konventionelle medizinische Pflege in Anspruch zu nehmen.

Heutzutage sind Chinas Gesundheitsprogramme – eine Mischung aus westlicher und östlicher medizinischer Praxis – nicht nur auf Ärzte beschränkt. Es gibt dort tausende von paramedizinisch ausgebildeten Menschen, die neben ihren regulären Berufen die Aufgabe haben, den ersten Schritt bei der medizinischen Betreuung ihrer kranken Nachbarn zu tun. Diesen sogenannten „barfüßigen Ärzten" fällt es außerdem zu, diejenigen Kranken, die nur geringfügige Hilfe benötigen – welche ihnen ebenfalls von den „barfüßigen Ärzten" zuteil wird – von den schwereren Fällen zu unterscheiden. Patienten, die eine modernere medizinische Betreuung brauchen, werden dann an Kreiskrankenhäuser oder städtische Kliniken überwiesen.

Chinas nichtmedizinische und paramedizinische Programme sind vielleicht fortschrittlicher als die aller anderen großen Länder. Aber in vielen westlichen Ländern werden EMT (Emergency Medical Treatment), Programme des ‚Ersten Schrittes' und paramedizinische Programme zunehmend populärer. Es scheint kaum Zweifel zu geben, daß die Paramedizin in den nächsten Jahrzehnten eines der am stärksten geförderten Gesundheitsprogramme sein wird. Und einige der orientalischen Techniken, besonders diejenigen, die in der traditionellen, ganzheitlichen Philosophie wurzeln, sind es wohl wert, als Ergänzung und Vervollständigung herkömmlicher westlicher Methoden in Betracht gezogen zu werden.

Zusätzlich zu den gesundheitlichen Hilfen von außen scheint dem Körper selbst ein komplexes, intuitives System innezuwohnen, das dem Schutz seiner Gesundheit dient. Es äußert sich oft in dem Verlangen nach der einen oder anderen Speise (Nahrungstherapie ist einer der wesentlichsten Gesichtspunkte in der traditionellen Philosophie des Heilens). Auch massieren wir einen schmerzenden Teil unseres Körpers, reiben unsere Augen, wenn wir uns müde fühlen oder kneten unsere Hände, wenn wir Angst haben. Wenn wir das tun, berühren wir viele der auf den folgenden Seiten beschriebenen Druckpunkte. Auf einer noch unbewußteren Ebene regt jeder von uns durch das alltägliche, zufällige Kratzen als Reaktion auf ein grundloses

Jucken oft einen oder mehrere der Therapiepunkte des Körpers an, während wir uns vermeintlich nur von einer „sinnlosen" Störung befreien.

Ein kurzer Überblick über die traditionelle Medizintheorie

Es wird traditionellerweise angenommen, daß der Körper immer versucht, sich selbst zu heilen. Die traditionelle Therapie – sei sie nun medizinisch, paramedizinisch, nicht-medizinisch oder eine Therapie des Ersten Schrittes – dient nur einem einzigen Ziel: das „innere Umfeld" des Körpers zu verändern und so den natürlichen Heilungsprozeß voranschreiten zu lassen. Je eher diese Veränderungen vorgenommen werden, desto leichter wird es dem Körper fallen, den Prozeß fortzuführen. So verstanden wird es klar, daß durch die Anwendung der tradtionellen Methoden des Ersten Schrittes nicht irgendwelche Symptome „maskiert" oder Schmerzen bloß betäubt werden sollen.

Auch westliche Menschen haben ihre eigene Therapie des Ersten Schrittes, gewöhnlich in Form von rezeptfreien, leicht erhältlichen Medikamenten wie Aspirin. Viele der nützlichen Eigenschaften dieser Medikamente sind unbestreitbar und ihre Anwendungsmöglichkeiten sind sehr vielfältig. Auf der anderen Seite hat die zunehmende Aufklärung des Konsumenten zahlreiche Gefahren ans Tageslicht gebracht, die vom Mißbrauch chemischer Verbindungen drohen, ohne die zu leben für uns fast undenkbar geworden ist. Man kann darüber streiten, ob einige der leicht erhältlichen Arzneimittel möglicherweise gefährlich sind oder nicht, aber es besteht sicherlich ein Bedürfnis nach einer unschädlichen Alternative zu den *un*gesunden Aspekten der von uns ergriffenen Maßnahmen zur Erhaltung unserer Gesundheit.

Während die Hauptzielrichtung der westlichen (manchmal *allopathisch* genannten) Medizin *die Behandlung und das Heilen der Krankheit ist,* zielt die traditionelle Medizin mehr darauf ab, *Krankheit zu verhüten.* Der traditionelle Heilkundige ist zunächst einmal Philosoph, dann erst Arzt. Im Idealfall bestand der erste Teil seiner Ausbildung darin, mit den spirituellen Aspekten des Lebens vertraut zu werden. Dann war der Großteil seiner formalen Erziehung dem Verständnis des einheitlichen und ganzheitlichen Begriff des Lebens (yin/yang-Theorie) und seiner Anwendung auf die Gesundheit und das Heilen gewidmet.

Wenn der westliche Arzt Bakterien und Viren kennenlernt, wird er gleichzeitig darin geschult, den menschlichen Körper als ein streng von seiner Umwelt getrenntes Wesen zu sehen – eine von Grund auf selbständige Einheit. Der traditionelle Arzt jedoch sieht den Körper als einen integralen

Bestandteil seiner Umgebung, der von Kräften, die ihn umgeben und durchdringen, geformt und kontrolliert wird. Daß Bakterien und Viren existieren, wird nicht bestritten. Ihr Auftreten wird jedoch als Reaktion auf einen Lebensstil gesehen, dem die Harmonie mit seiner Umgebung verlorengegangen ist.

Die Frage nach der Umgebung ist von Bedeutung. Sie umfaßt weit mehr, als die meisten westlichen Menschen gewöhnlich in Betracht ziehen. Tatsächlich beschäftigt sich der traditionelle Arzt mit zwei Umfeldern oder Milieus: dem äußeren (dem Wetter, dem Zuhause, den Arbeitsbedingungen, usw.) und dem inneren (den Gefühlen des Patienten, dem Zustand seiner Organe, der Stärke seines „freien Willens" und dem Zustand der Bioenergie – der Lebenskraft – in seinem Körper). Die Haut könnte vielleicht als dasjenige betrachtet werden, was diese beiden Umfelder trennt. Ein Mensch wird als gesund angesehen, wenn auf beiden Seiten Harmonie herrscht. Gibt es jedoch Disharmonie und ein Ungleichgewicht, dann droht ein schlechter Gesundheitszustand, falls er nicht schon offen zu Tage getreten ist.

Der Zustand dieser feinen und doch allmächtigen Bioenergie, die von den Chinesen *Ki* genannt wird, spiegelt wider, wie es um die Gesundheit eines Menschen bestellt ist. Bioenergie wird als die Essenz des Lebens gesehen. Ständig umgibt und durchdringt sie jeden von uns, in einem „Meer der Energie". Obwohl das Konzept der Bioenergie nicht leicht erklärt oder definiert werden kann, ist es doch von entscheidender Bedeutung für die erfolgreiche Anwendung der traditionellen Medizin. Wenn man die Bioenergie versteht, wird der gesamte traditionelle Weg des Heilens und der Gesundheit logisch und sinnvoll.

Nach dem Buch *The Yellow Emperor's Classic* ist Bioenergie eine universelle Macht, die in sich und aus sich selbst heraus vollkommen ist, und die in einem normalen menschlichen Körper etwa hundert Jahre lang bleiben sollte, wenn die Regeln der Gesundheit beachtet werden. Man glaubt, daß sie jeder Form des Lebens zu eigen ist. Tatsächlich wurden einige der traditionellen Methoden, mit denen man Menschen behandelte, über Tausende von Jahren hinweg erfolgreich an Haustieren angewendet.

Es wird angenommen, daß die Bioenergie einen bestimmten, vorhersehbaren Weg durch jeden Körper nimmt – daß sie eine Bahn entlang „fließt", die den Körper in einem bestimmten Muster durchzieht, das man mit dem Netzwerk eines komplexen Eisenbahnsystems vergleichen kann. Genauso wie das Eisenbahnsystem wichtige Bahnhöfe hat, gibt es im Körper zwölf Hauptorgane und Organfunktionen, wo die Bioenergie auf ihrem Pfad die Richtung wechselt. In Wirklichkeit ist es ein einfacher, in sich geschlossener Schaltkreis. Aber aus praktischen Erwägungen heraus wird der Pfad in Hauptlinien (Meridiane) unterteilt, die nach den Organen oder Funktionen benannt sind, welche von dem jeweiligen Abschnitt des Pfades versorgt werden. Weiterhin gibt es innerhalb des bioenergetischen Schaltkreises zahlreiche Querverbindungen und „Haltestellen". Diese „Haltestellen" werden *Akupunkte* genannt.

Es liegt in der Natur der Bioenergie, sanft und harmonisch durch den Körper zu fließen. Es können jedoch unzählig viele Situationen auftreten, in denen die Bioenergie aus ihrem genau abgestimmten Fluß „gezerrt" werden kann. Diese „Verzerrung" kann letzten Endes auf einen einfachen Grund zurückgeführt werden: das innere Milieu des Körpers hat das Gleichgewicht mit dem umgebenden, äußeren Milieu verloren. Mit anderen Worten, ein Ungleichgewicht zwischen innerer und äußerer Welt blokkiert den Fluß der Bioenergie. Die Akupunkte im Schaltkreis reagieren augenblicklich, damit der Fluß wieder in Gang gebracht werden kann. Wenn jedoch das Ungleichgewicht nicht schnell korrigiert wird, beginnt die blockierte Bioenergie das eine oder andere Organ zu beeinträchtigen. Dies kann zu einer fortlaufenden Verschlechterung des Gesundheitszustandes führen und zu gegebener Zeit von sichtbaren Symptomen begleitet werden (welche die westliche Medizin „Krankheiten" nennt). Ein bestimmtes Ungleichgewicht der beiden Umfelder erzeugt eine bestimmte Krankheit – oder genauer Un-Gesundheit.

Um eine Krankheit, ein Leiden oder eine Unpäßlichkeit zu heilen, muß zuerst das Ungleichgewicht der Umfelder zwischen innen und außen, das die Störung ausgelöst hat, ausgeglichen werden. Dadurch ermöglicht man der Bioenergie, ihren normalen, harmonischen Fluß wiederzuerlangen. Der sanfte und empfehlenswertere Weg, den Körper zu seinen natürlichen und kontinuierlichen Heilfunktionen zurückzuführen, besteht darin, allmählich den Lebensstil zu ändern und die Bedingungen, die schädlich gewirkt hatten, auszuschalten. In einem Fall könnten von dem traditionellen Arzt vielleicht milde therapeutische Übungen (wie zum Beispiel *tái chi chúan*) verordnet werden, in einem anderen nichttraumatische Psychotherapie. Nahrung wird als Medizin betrachtet und eine Änderung der Ernährung gehört gewöhnlich zu jeder Therapie.

Es ist wichtig festzuhalten, daß in der traditionellen Philosophie *alle* Funktionen des Körpers – selbst diejenigen, die vom westlichen Menschen ihrem Wesen nach als „psychisch" eingestuft werden (Gefühle zum Beispiel) – von den größeren Organen kontrolliert werden. Der Körper kann ohne eine entsprechend gesunde „Psyche" nicht als wirklich gesund gelten. Tatsächlich werden Körper und „Psyche"* nicht als getrennte Einheiten gesehen – sie sind verschiedene und doch untrennbare, ganzheitliche Erscheinungen, und beide spielen eine vitale Rolle im Fluß der Bioenergie. „Gute Gesundheit" bedeutet, daß die Bioenergie sanft zu den Organen fließt und daß diese richtig funktionieren. Die Psyche ist im Frieden mit sich und eins mit dem Körper. Der Mensch ist entspannt, jedoch wachsam, und eine kontrollierte, positive Energie scheint von innen heraus zu strahlen.

Wie bereits erwähnt, reagieren die Akupunkte offensichtlich auf jede Veränderung im Fluß der Bioenergie. In irgendeiner Weise scheinen sie wie Widerstände in einem elektrischen Stromkreis zu wirken, indem sie die Geschwindigkeit und die Kraft des Flusses regulieren. Sie reagieren wie eine Art fließender Elastizität, die sich je nach Bedarf strafft oder entspannt. Die Wirkungen dieser schwankenden Spannung können sogar in den Organen, die dem Akupunkt benachbart und mit ihm durch den Fluß verbunden sind, gespürt werden.

Aus praktischen Gründen kann man annehmen, daß die Akupunkte direkt dafür verantwortlich sind, wie die Bioenergie die Organe erreicht. Indem er sorgfältig eine Reihe uralter Techniken und Theorien anwendet, kann der erfahrene traditionelle Arzt die Art der Fehlfunktion eines jeden Organs diagnostizieren (‚zu yin' oder ‚zu yang') und dann die Spur zurückverfolgen bis zu den ‚störenden' Punkten. Erinnern wir uns, daß der wahre Grund der Störung ein Ungleichgewicht zwischen den beiden Milieus ist, gewöhnlich verursacht durch einen Lebensstil, der im Gegensatz steht zu den natürlichen Gesetzen, die die jeweilige Situation oder geographische Lage bestimmen.

Sobald das Problem einmal erkannt worden ist, kann der Arzt jede beliebige Anzahl manipulativer Techniken auswählen, um die Akupunkte anzuregen, wenn ein sanfterer Weg (zum Beispiel die Ernährungstherapie) nicht mehr wirkungsvoll angewendet werden kann.

* Im amerikanischen Original steht hier das Wort *mind*. Neben anderen Bedeutungen kann es mit *Geist, Gemüt, Gesinnung, Seele* oder *Verstand* übersetzt werden. Das griechische Wort *Psyche* heißt dagegen wörtlich übersetzt nur *Seele*, scheint aber dennoch am ehesten die Vielfalt des englischen *mind* auszudrücken. Obwohl es für sich gesehen im deutschen Sprachgebrauch kaum die Begriffe *Geist* oder *Verstand* beinhaltet, wird es doch vor allem im medizinischen Bereich ausdrücklich im Sinne des Gegensatzes zum Aspekt des Körperlichen angewandt. Siehe z.B. das Wort *psychosomatisch*. (Anm. d. Hrsg.)

Welche Methode auch immer für diese künstliche, mechanische Regulierung gewählt wird – sei es Nadeln, Hitze, Elektrizität oder Fingerspitzen – sie alle fallen unter die Kategorie *Akupunktur*. Fingerspitzen-Akupunktur wird inzwischen im Westen „Akupressur“ genannt.

Manche der Akupunkte haben eine breitgefächerte Wirkungsweise und können leicht gefunden werden. Sie sind bekannt als *Formel-* oder *Kochbuch*-Akupunkte. Sie eignen sich besonders gut für die Anregung mit Hilfe der Fingerspitzen, und aufgrund ihrer breit gefächerten, auf Druck reagierenden Wirkungsweise kann beinahe jeder sie an sich selbst anwenden, um eine zeitweise Linderung der verschiedensten Symptome zu erreichen. Diese Akupunkte sind die Basis der Ji-Jiu-Druckpunkt-Techniken.

Eine Reihe westlicher Ärzte hat in letzter Zeit begonnen, nach mehr Informationen über Akupunkturtechniken und ihre Wirkungsweise zu suchen. Bei dem Versuch, die zugrundeliegenden traditionellen Philosophien und Techniken in ihr Denken zu integrieren, wurden bestimmte Veränderungen vorgenommen. Eine bemerkenswerte – und fragwürdige – Veränderung betrifft das Konzept der Bioenergie, den Schlüssel zur traditionellen Theorie. Es gibt keine westliche Entsprechung zu dieser angenommenen universellen Lebenskraft, es sei denn, man führe den sprichwörtlichen und unwissenschaftlichen „Funken des Lebens“ an. Daher gab es unter vielen westlichen Ärzten, die Akupunktur praktizieren, eine allgemeine Übereinkunft, daß die Bioenergie, *Ki*, in Wirklichkeit *nervöse* Energie sei – das heißt die „elektrische“ Kraft, die sich durch die sympathischen und parasympathischen Nervenkanäle bewegt.

Im Gegensatz zu dieser Einstellung ist für den Traditionalisten Bioenergie mehr als eine durch Anregung des Nervensystems hervorgerufene Reaktion. Und in letzter Zeit scheint die traditionelle Position durch Forschungsergebnisse auf dem Gebiet der modernen Elektrophotographie (Kirlian-Photographie) und durch nicht-medizinische (psychische und spirituelle) Heiler Unterstützung zu erfahren.

Schluß

Für manche Leser wird dieses Handbuch ihr einziger Kontakt mit traditionellen Heiltechniken sein. Für andere wird es ein erster Schritt sein, um mehr über das faszinierende – und zeitlose – Gedankengut des Ostens zu lernen. So oder so, ich hoffe, daß die folgenden Informationen dem Leser nützlich und anregend genug sein werden, um einen umfassenderen Sinn für Eigenständigkeit und Selbstversorgung zu fördern.

Durch die Veröffentlichung dieser Arbeit sollen nicht die Fortschritte der westlichen Medizin und pharmazeutischen Industrie geleugnet werden. Im Gegenteil, jedes Wissen, das zur Gesundheit und zum Wohlergehen eines Menschen beiträgt, kann nur als nützlich angesehen werden, wenn es nicht mißbraucht wird. Die Techniken, die auf den folgenden Seiten beschrieben werden, sollten dem durchschnittlichen Leser helfen, eine aktivere Rolle bei der Erhaltung seiner Gesundheit zu übernehmen. Wenn ihm dies gelingt, werden sein Apotheker und sein Arzt wieder zu dem, was sie sein sollten: wichtige Mitglieder seines Gesundheitsteams, die dann aufgesucht werden sollten, wenn er zumindest einen bestimmten Grad an Verantwortung für sein persönliches Wohlergehen übernommen hat.

Zu guter Letzt muß gesagt werden, daß das Studium und die Praxis des traditionellen, ganzheitlichen Weges zur Gesundheit mehr ist als nur eine Übung interessanter Prinzipien. Es ist eine vollständige Lebensweise. Es fällt schwer, mit irgendeiner Seite der menschlichen Biodynamik in Berührung zu kommen, ohne sehr bald die ehrfurchtgebietende Größe der Kräfte zu erkennen, die jeden von uns formen und kontrollieren. Diese Erfahrung führt sowohl zu Erleuchtung wie auch zu Demut.

急救

Teil I

Ji-Jiu Techniken und wie man sie anwendet

Was ist Ji-Jiu?

Ji-Jiu ist die Übersetzung der kalligraphischen Zeichen, die im Chinesischen „Erste Hilfe" bedeuten. Ji-Jiu (vereinfacht Akupressur) ist eine unschädliche Selbsthilfetechnik für im Grunde gesunde Menschen, die auf einer Anregung mit Hilfe der Fingerspitzen beruht. Ihr Ziel ist die zeitweise Linderung oder Befreiung von Schmerzen und anderen Symptomen, die auf Krankheiten oder Störungen des Organismus hindeuten. Sobald irgendwelche Symptome auftreten, werden kleine „Punkte", die nahe der Hautoberfläche liegen, intensiv angeregt.

Dieses Handbuch enthält eine Aufstellung alter, aber immer noch in großem Ausmaß angewandter Druckpunkte zur Therapie, eine Beschreibung ihrer Lage und ihres möglichen Nutzens, wenn sie in der richtigen Weise angeregt werden. Ihr Ursprung und ihre nachgewiesene Geschichte geht für den größten Teil auf den Osten zurück; doch vielleicht benutzt eine solch große Anzahl wie drei Viertel der heutigen Menschheit viele dieser Punkte in der einen oder anderen Form.

Ji-Jiu ist weder ein Heilverfahren noch eine Alternative zu angemessener medizinischer Betreuung. Ihre Anwendung sollte durch dieselben Vorsichtsmaßnahmen begrenzt werden, die auch den Gebrauch von Aspirin oder anderen rezeptfreien, leicht erhältlichen Medikamenten bestimmen: Wenn Schmerzen oder andere Symptome anhalten, dann suche sofort deinen Arzt auf.

Es gibt zwei Arten der Anwendung für Ji-Jiu – Druckpunkt-Massage. Einmal kann sie eine Alternative zu rezeptfreien Arzneimitteln für bestimmte Symptome darstellen. Dies wird *Ji-Jiu Typ 1* genannt. Zweitens kann sie als Erste Hilfe- oder Notfall-Technik dienen, oder als Ergänzung zu herkömmlichen westlichen Erste Hilfe- oder Notfall-Techniken. Dies wird *Ji-Jiu Typ 2* genannt und ist gedacht für einmalige oder sehr begrenzte Anwendung, bis medizinische Hilfe erreichbar ist. Ihre Anwendung ersetzt nicht westliche Erste Hilfe- oder Notfall-Techniken. Letztere werden in diesem Handbuch nicht behandelt, und es wird nahegelegt, sich auch ein Handbuch dieser Techniken zu beschaffen.

Wie man dieses Handbuch benutzt

1. Lies Teil I gründlich durch, bis du ihn verstanden hast.

2. Sieh im Inhaltsverzeichnis von Teil II nach, um in der Liste die Begriffe zu

finden, welche am besten diejenigen Symptome oder Bereiche des Körpers beschreiben, die zu Beschwerden Anlaß geben.

3. Schlage die entsprechende Definition in Teil II nach und sieh dir die anderen Beschreibungen von Symptomen an, auf die im gegebenen Fall hingewiesen wird. (Die Abkürzung „usw.“, die auf viele der in Klammern angegebenen zusätzlichen Symptome oder Körperbereiche folgt, sollte als Empfehlung aufgefaßt werden, sich noch einmal das Inhaltsverzeichnis anzusehen, um noch andere in Frage kommende Möglichkeiten in Erwägung zu ziehen.)

4. Nachdem du die beste Beschreibung des Symptoms gefunden hast, notiere dir die Nummer(n) der Ji-Jiu – Druckpunkte, die rechts neben der Beschreibung stehen.

5. Schlage Teil III auf und suche den ersten Ji-Jiu – Druckpunkt, der zur Linderung des Symptoms vorgeschlagen wird. Es wurde ein Querverweis von Symptomen für jeden Punkt hinzugefügt, um Irrtümer zu vermeiden. *Die Abbildungen und Anweisungen im Text dienen nur dazu, den ungefähren Bereich zu finden, in dem der jeweilige Punkt liegt,* da die genaue Lage der Druckpunkte sich bei jedem Menschen etwas unterscheidet.*

6. Finde den genauen Druckpunkt. Massiere ihn auf beiden Seiten des Körpers mit starkem Druck.

7. Wenn sich eine Linderung oder eine Befreiung von den Symptomen einstellt, wende keine anderen Punkte an. Wenn die Symptome nicht geringer werden oder ganz verschwinden, dann probiere es mit dem nächsten vorgeschlagenen Punkt, bzw. mit der Kombination von Punkten. Wenn du selbst nach der Anregung jedes vorgeschlagenen Punktes auf beiden Seiten des Körpers keine Linderung erreichen kannst, sieh bitte ein paar Seiten weiter unter dem Abschnitt *Was zu tun ist, wenn die Ji-Jiu – Techniken keine Befreiung von den Symptomen bewirken* nach.

* Eine große Hilfe zur genauen Bestimmung der Punkte bieten die beiden *Tafeln zur Akupunktur und Akupressur* von Stefan Kappstein, die du im Buchhandel oder direkt von *Edition Plejaden* beziehen kannst. Tafel 1 zeigt in der Vorderansicht, Tafel 2 in der Rückansicht des menschlichen Körpers die 14 Hauptmeridiane mit allen Akupunktur- bzw. Akupressurpunkten. Am Rande der Tafel sind die Meridiane in Einzeldarstellungen in ihrem Gesamtverlauf abgebildet. (Anm. d. Hrsg.)

Wie man die genaue Lage des Ji-Jiu – Druckpunktes feststellen kann

Es gibt zwei Maße, die du kennen solltest, um die ungefähre Lage des Ji-Jiu – Druckpunktes zu finden:

1. *Die Breite einer Hand:* Dies bezieht sich auf die Entfernung, die über den Knöcheln am Handrücken gemessen wird (siehe Abbildung A).
2. *Die Breite eines Daumens:* Dies bezieht sich auf die Distanz an der breitesten Stelle des Daumens, meistens direkt unterhalb des Nagels (siehe Abbildung B).

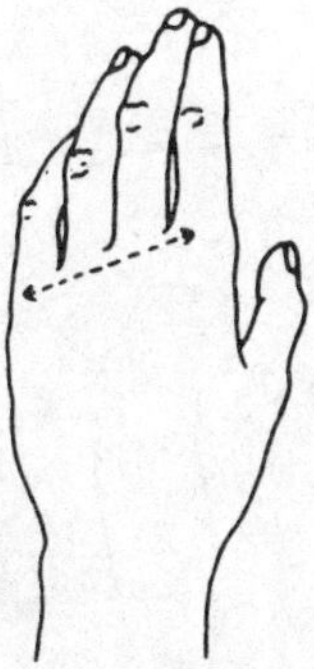

A

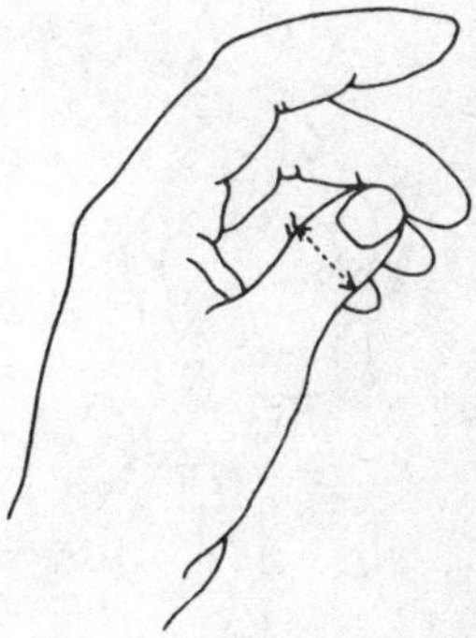

B

Eine oder beide dieser Maßeinheiten werden benutzt, um, von leicht erkennbaren Orientierungspunkten auf deinem Körper ausgehend, die ungefähre Lage eines jeden Ji-Jiu – Druckpunktes zu finden.

Zum Beispiel findet man Ji-Jiu – Punkt 9 eine Handbreit unter dem Rand der Kniescheibe, dann eine Daumenbreite in Richtung der Beinaußenseite (in Richtung des kleinen Zehs). Lege zuerst deine linke Hand genau unter den Rand deiner rechten Kniescheibe, und merke dir den niedrigsten Punkt, den deine Hand erreicht (siehe Abb. C und D). Miß dann, von der Mitte dieses Punktes ausgehend, die Breite deines linken Daumens nach außen ab (siehe Abb. E und F). Am äußersten Rand deines Daumens beginnt der Bereich, den du untersuchen mußt. Den Ji-Jiu – Punkt Nummer 9 findet man in der unmittelbaren Umgebung dieser Stelle. Entsprechend mußt du den Prozeß umkehren, um denselben Ji-Jiu – Punkt auf deinem linken Bein zu finden.

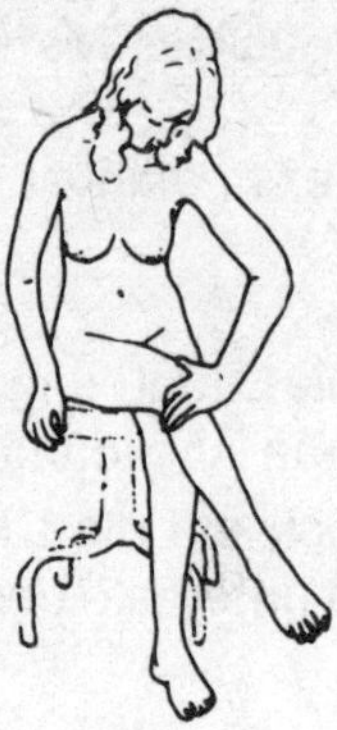

C

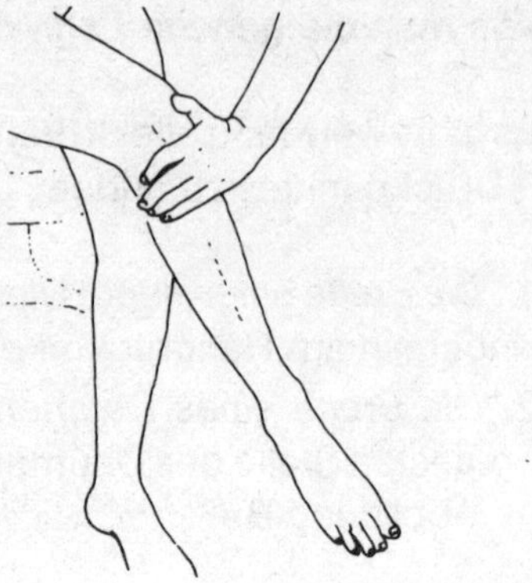

D

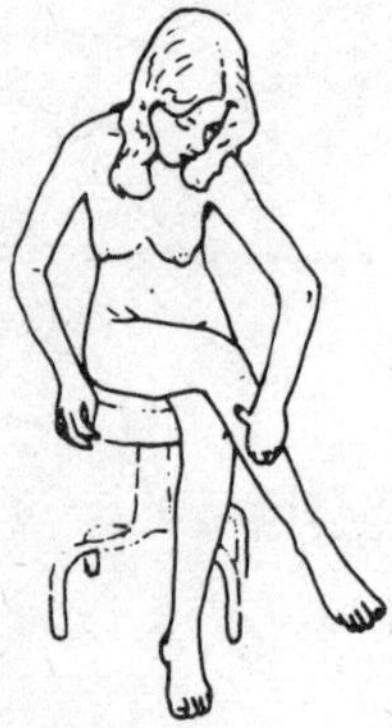

E

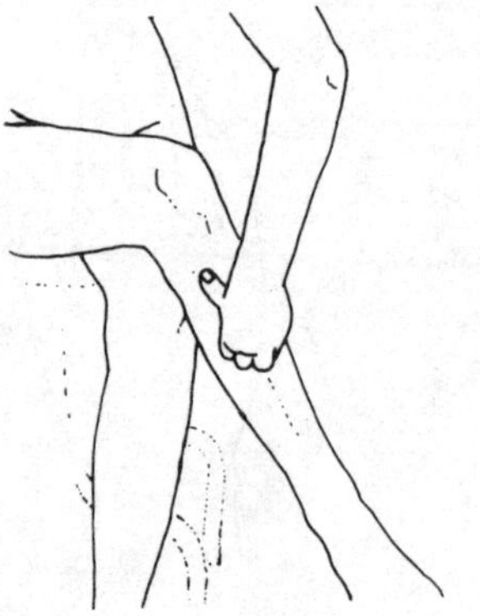

F

Willst du einen Ji-Jiu – Druckpunkt bei einem anderen finden, mußt du daran denken, *seine* Hand und *seinen* Daumen zu verwenden, um *seinen* Körper abzumessen. Deine Hand könnte – beispielsweise für ein kleines Kind – zu groß sein, um genau messen zu können, oder zu klein – beispielsweise bei einem „Riesen".

Als nächstes mußt du, um die genaue Stelle ausfindig zu machen, denjenigen Bereich deines Körpers, welcher der Abbildung am meisten entspricht, *tief* eindrücken, *bis du ein deutlich spürbares Stechen empfindest.* Das ist der genaue Punkt. Drücke so tief, daß du zusammenzuckst.

Benutze die *Spitze* deines Fingers oder Daumens – nicht den Wulst oder den fleischigen Teil – bis der Punkt sich selbst mit einem „lauten" Stechen ankündigt. Während zuerst der gesamte Bereich druckempfindlich zu sein scheint, wirst du mit ein wenig Praxis bald in der Lage sein, den genauen Punkt von der ungefähren Stelle zu unterscheiden.

Wenn der Punkt sich selbst nicht deutlich ankündigt, muß du vielleicht mehr Druck ausüben. Manche Punkte lassen sich nicht leicht finden. Um den besten Punkt zu finden, wenn verschiedene Möglichkeiten angegeben sind, muß man empirisch vorgehen. Dieser Punkt ist jedoch oft eindeutig druckempfindlicher als andere empfohlene Punkte.

Wie man den Ji-Jiu – Druckpunkt anregt (massiert)

Wenn du die druckempfindlichste Stelle gefunden hast, massiere sie *tief* und lebhaft mit starkem Druck. Danach den gleichen Punkt auf der anderen Körperseite. Die Fingerspitze – noch einmal: nicht der wulstige oder fleischige Teil des Fingers – und die Haut sollen sich bei der Massage zusammen bewegen. Im allgemeinen geschieht die Bewegung entgegen dem Uhrzeigersinn. Die Fingerspitze soll *nicht* einfach über die Hautoberfläche rutschen. Massiere etwa 15 bis 20 Sekunden lang. Massiere darauf den identischen Punkt auf der anderen Körperseite. Es ist wichtig, daß zumindest die Fingernägel der Finger, mit denen du drückst, an der rechten und linken Hand kurzgeschnitten sind.

Manchmal ist mehr Druck nötig, als du mit der Fingerspitze ausüben kannst. In solch einem Fall kannst du den Knöchel, deinen Daumen oder selbst das stumpfe Ende eines Filzstiftes benutzen.

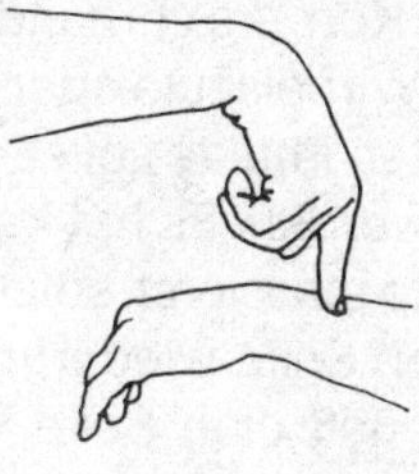

So...

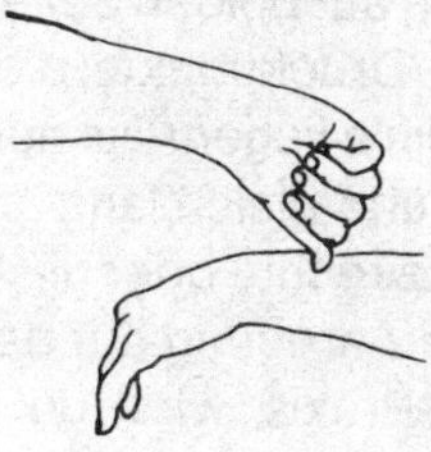

so...

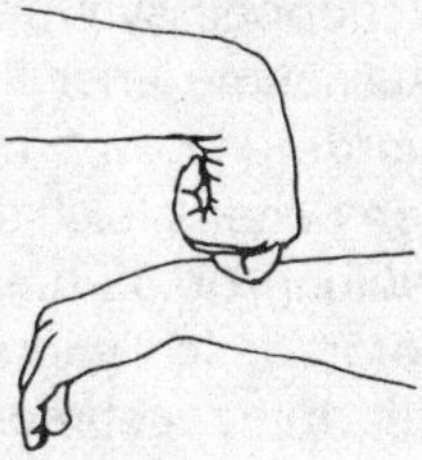

so...

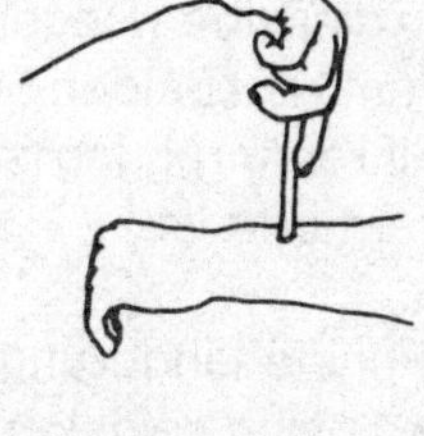

oder so...

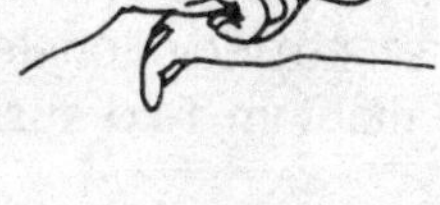

aber nicht so!

Es ist schwer, zuviel Druck auszuüben, es ist jedoch ziemlich leicht, nicht genügend Druck auszuüben. Wenn es richtig gemacht wird, bleibt oft mehrere Minuten lang eine „Erinnerung" an der massierten Stelle zurück. Wenn man jedoch blaue Flecken bekommt, bedeutet das, daß die Ji-Jiu-Massage zu tief war, obwohl bei manchen Menschen, die leicht blaue Flecken bekommen, selbst geringer Druck eine Verfärbung hervorrufen wird.

Die Angst, dir selbst Schmerzen zu bereiten, kann anfangs deine Empfindlichkeit steigern, oder deine Schmerzschwelle senken.

Aber nachdem du die Ji-Jiu – Punkte einige Male massiert hast, ist diese Angst gewöhnlich überstanden. Wenn du anhaltende Schwierigkeiten hast, die Ji-Jiu – Druckpunkte tief genug zu massieren, sollte es vielleicht ein Freund oder ein Mitglied deiner Familie für dich tun.

Überreize einen Punkt nicht. Höre auf, wenn du eine Linderung spürst und massiere *keinen* der anderen angegebenen Punkte, um die Wirkung zu verstärken. Massiere nur dann, wenn Symptome auftauchen, und versuche so entspannt wie möglich zu sein. Versuche nicht sofort, den verletzten oder kranken Bereich zu „testen", wenn du eine Linderung verspürst, da dies das bioenergetische Ungleichgewicht widerherstellen könnte. Entspanne dich statt dessen ein wenig, und beginne dann *sanft*, den gestörten Bereich zu bewegen. Wie bereits erwähnt, ist jeder Ji-Jiu – Druckpunkt doppelt, symmetrisch auf beiden Seiten deines Körpers vorhanden, mit Ausnahme jener Ji-Jiu – Druckpunkte, die auf der Wirbelsäule oder auf der vorderen Körpermittellinie liegen. Die ausgewählten Punkte sollen auf beiden Seiten gleich stark und gleich lang angeregt werden. Es hat keine Bedeutung, ob du zuerst die rechte oder die linke Seite massierst, solange du sofort anschließend die Anregung auf der anderen Seite wiederholst. Später, mit zunehmender Praxis, wirst du merken, daß eine Seite wirkungsvoller für die Linderung mancher Symptome ist und weniger wirkungsvoll für die Linderung anderer.

Nur selten wird ein Symptom nach der Anregung eines zweiten oder gar dritten Punktes verlangen. In diesem Falle sollten dieselben Regeln beachtet werden: Massiere den ersten empfohlenen Punkt auf beiden Seiten des Körpers, danach den nächsten. Die Reihenfolge ihrer Anregung ist unwichtig, falls es nicht im Text ausdrücklich anders vermerkt ist.

Man weiß nicht genau, wie die Anregung der Punkte Linderung bewirkt, aber es wird dir helfen, dir deinen Körper als eine sich selbst erhaltende Maschine vorzustellen, die automatisch arbeitet. Sie verfügt jedoch darüber hinaus über eine Reihe von Programm-Wahlscheiben, die es dem Maschinenführer (dir) ermöglichen, einige ihrer Funktionen vorübergehend manuell aufzuheben und sanft zu regulieren. Wenn du einen Ji-Jiu – Druckpunkt anregst, drehst du eigentlich an einer solchen „Wählscheibe". Die lebenswichtige Bioenergie, die du regulierst, hat Einfluß auf einen Hilfsmechanismus (das Organ). Dieser wiederum kann auf die Funktionsstörung (das Symptom) einwirken, die du zu beheben hoffst.

Nach der traditionellen östlichen Theorie hat deine Maschine (dein Körper) eine begrenzte funktionale Kapazität (Lebensdauer), und beginnt kurz vor seinem natürlichen Ende, sich selbst zu zerstören. Seine Kapazität kann kurz verlängert (durch die Medizin oder medizinische Geräte) oder dramatisch verkürzt werden (beispielsweise durch einen Unfall). Aber schlechte Wartung – das heißt falsche Ernährung, ungesunde geistige Haltungen, unregelmäßige Betätigung und Körperübung – verändert nach und nach den Fluß der Bioenergie und das Gleichgewicht, bis vorzeitiger Verschleiß (Krankheit) und Funktionsstörungen auftreten. In diesem Zustand benötigt dein Körper/deine Maschine eine Überholung. Gewöhnlich sind auch einschneidende Änderungen in der Lebenshaltung notwendig. Weitere Informationen über die Vorstellungen der traditionellen östlichen Gesundheitslehre und über medizinische Techniken kannst du in der Einleitung finden.

Was nach einer erfolgreichen Ji-Jiu – Anregung eintritt

Wenn die Anregung der Druckpunkte wirkt, kann im Idealfall folgendes eintreten:

1. Das Symptom wird augenblicklich abgeschwächt, oder es verschwindet ganz. Oft folgt ein weiteres, allmähliches Nachlassen des Unbehagens.

2. Eine Befreiung von Spannungen, manchmal im gesamten Körper, die dir zuvor vielleicht gar nicht bewußt waren, oft begleitet von leichtem Schwitzen, Entweichen von Darmgas oder anderen Reaktionen.

3. Später kann das Symptom wieder auftreten, jedoch nicht so stark wie zuvor. Der Punkt, den du zuerst massiert hast, und der das Symptom am besten abgeschwächt hat, sollte von neuem massiert werden.

4. Die Zeitspanne zwischen den notwendigen Anregungen der Druckpunkte sollte vergrößert werden, bis die Ji-Jiu – Druckpunktmassage nach drei- oder viermaliger Neuanwendung nicht mehr notwendig ist.

Eine solche Ereigniskette könnte vor allem dann auftreten, wenn man kleinere Symptome sofort behandelt, nachdem man sie bemerkt hat. Je ernster oder chronischer das Problem ist, desto weniger wirkungsvoll kann die Ji-Jiu – Druckpunktmassage sein, und desto wichtiger ist es, sofort medizinische Hilfe zu erhalten.

Was zu tun ist, wenn die Ji-Jiu – Techniken keine Befreiung von den Symptomen bewirken

Wenn keine Linderung eintritt, obwohl du jeden für ein bestimmtes Symptom empfohlenen Punkt ausprobiert hast, kann dies auf einen oder mehrere der folgenden Gründe zurückzuführen sein:

1. Du hast das Problem vielleicht falsch analysiert (und den falschen Punkt benutzt). Versuche noch einmal zu definieren, was du behandeln willst. Oft ist es möglich, dein Problem auf drei Arten zu definieren: erstens, *die Ursache* (zum Beispiel Seekrankheit), zweitens, *die Wirkung* (in diesem Fall Übelkeit), und drittens *der beeinträchtigte Körperteil* (Magen, Kopf etc.).

2. Du hast vielleicht keinen Punkt massiert, sondern nur einen Bereich in der Nähe des Punktes. Überzeuge dich davon, ob der Punkt sich selbst mit einem starken Stechen angekündigt hat, als er angeregt wurde.

3. Du hast vielleicht den richtigen Punkt angeregt, aber nicht stark oder tief genug. Lies dir die Anweisungen noch einmal durch.

4. Du hast vielleicht den richtigen Punkt angeregt, aber unter Bedingungen, unter denen man Ji-Jiu – Druckmassage nicht anwenden soll. Lies dir diese Bedingungen, die unten angeführt sind, noch einmal durch.

Wann man die Ji-Jiu – Druckpunktmassage nicht anwenden soll

Abgesehen von Umständen, die einen Einsatz von Erster Hilfe oder Notmaßnahmen erforderlich machen – in welchem Fall ihre Anwendung aufs Äußerste eingeschränkt werden sollte – ist in folgenden Situationen eine Anwendung der Ji-Jiu – Druckpunktmassage *nicht* angebracht:

1. Als Behandlung für chronische, langanhaltende Krankheiten, Probleme oder Störungen.

2. Innerhalb von vier Stunden nach Einnahme *irgendeiner* Droge (einschließlich Aspirin), eines Medikaments, eines berauschenden Getränks

oder Nahrungsmittels, oder medizinischer Kräuter.

3. Wenn du regelmäßig Medikamente einnimmst (außer Vitamine).

4. Wenn du weißt, daß du ein Herzleiden hast, oder an einer Störung leidest, die eine Veränderung oder Degenerierung von Gewebe zur Folge hat, wie zum Beispiel an einer chronischen Arthritis, an Krebs oder krebsartigen Wucherungen, an grauem Star, an Tumoren oder Krampfadern, usw.

5. Unmittelbar vor, oder innerhalb einer halben Stunde nach einem heißen Bad, einem schweren Essen, oder einer anstrengenden körperlichen Tätigkeit.

6. Wenn du zeitweilig in einem erregten Gemütszustand bist, zum Beispiel wütend vermeide Typ 1 bis du deine Fassung wiedererlangt hast.

7. Wenn der empfohlene Punkt neben einer Narbe, einer Warze, einem Leberfleck, einer Krampfader, geschwollener oder entzündeter Haut usw. liegt.

8. Wenn du schwanger bist, besonders nach dem dritten Monat.

9. Wenn du eine Frau bist, und der empfohlene Druckpunkt auf der Brust liegt.

Unter diesen Umständen soll jede traditionelle, östliche Behandlungstechnik – nicht nur die Ji-Jiu – Druckpunktmassage – wenn überhaupt, nur von Ärzten angewendet werden. Es wird angenommen, daß die Bioenergie in diesen Fällen zu sehr im Ungleichgewicht ist, als daß eine ungeübte Person wirkungsvoll damit umgehen könnte.

Eine letzte Vorsichtsmaßregel: Wenn du spürst, daß die Ji-Jiu Anregung dein Symptom zeitweilig zum Verschwinden bringt, das Symptom jedoch mit gleicher Häufigkeit und Intensität zurückkehrt, solltest du deinen Arzt aufsuchen.

Die Anwendung der Ji-Jiu – Druckpunktmassage bei anderen

Die Ji-Jiu – Prinzipien und -Druckpunkte gründen sich auf Naturgesetze, denen jeder menschliche Organismus unterliegt, und so ist es möglich, daß die beschriebenen Techniken bei jedem anderen außer dir ebenfalls angewandt werden können. Ji-Jiu – Druckpunktanregung ist jedoch eine Form

von Massage. Da es in den meisten Staaten Gesetzte gibt, welche die Ausübung von Heilmassage durch Personen ohne behördliche Genehmigung verbieten, solltest du die Ji-Jiu – Druckpunktmassage auf dich selbst oder, wenn nötig, auf Mitglieder deiner Familie beschränken.
Wird sie bei anderen angewendet, sind noch weitere Schritte zu beachten:

1. Erkläre dem anderen, was du tun wirst. Sag ihm, daß du den druckempfindlichsten Punkt suchst, und daß, wenn du ihn gefunden hast und massierst, ein Schmerz auftreten sollte.

2. Versuche, mit dem anderen durch Worte – oder zumindest Blicke – Kontakt zu halten. „Ist das der Punkt?“ oder „Wie fühlt sich das an?“ sollte wiederholt gefragt werden, da er oft das intuitive Gefühl haben wird, daß der Punkt ein wenig mehr in der einen oder anderen Richtung liegen sollte, oder daß ein Punkt nützlich ist, der andere nicht.

Es ist auch wichtig, im Auge zu behalten, daß die Behandlung eines anderen eine Partnerarbeit ist, und daß nicht der eine der beiden überlegen, der andere unterlegen ist. Du steuerst das Wissen und den notwendigen Druck bei, während es der Körper des anderen ist, der eine Linderung spürt, wenn die Ji-Jiu – Massage erfolgreich ist.

„Kontrollzentren“

Während einerseits jeder Ji-Jiu – Druckpunkt als Kontrollzentrum betrachtet werden kann, haben einige Punkte eine lange Geschichte ihrer Wirksamkeit in der Linderung ganz bestimmter, aber kaum verstandener körperlicher Erscheinungen. Oft tauchen diese Erscheinungen als Reaktion auf gefühlsgeladene Situationen auf (Angstkontrollzentren, Wutkontrollzentren, usw.) auf natürliche oder körperliche Überschüsse (Schweißkontrollzentren, Wärmekontrollzentren, usw.) oder auf verborgene Krankheiten (Fieberkontrollzentren, usw.). Die Druckpunkte für die Kontrollzentren sind für eine streng begrenzte Anwendung bestimmt.

Der Grund, warum diese Kontrollzentren hilfreich sein können, liegt gemäß der traditionellen, östlichen Theorie in der Tatsache, daß alle Reaktionen oder körperlichen Erscheinungen mit dem einen oder anderen Organ im Zusammenhang stehen und daß mit der Anregung eines Ji-Jiu – Druckpunkt-Kontrollzentrums in dem betroffenen Organ oder den betroffenen Organen eine ausgleichende Reaktion ausgelöst wird.

Einige zusätzliche Ratschläge

1. Bei der Anregung von Ji-Jiu – Druckpunkten ist ein Gefühl der entspannten Offenheit angebrachter als zweiflerischer Skeptizismus, noch besser ist jedoch eine vertrauensvolle, positive Haltung. Die Praxis verstärkt dieses Vertrauen. Nach der traditionellen Theorie sind jedoch die Ergebnisse der Druckpunktmassage eher mechanisch als mystisch bedingt. Und die richtige Massage des besten Druckpunktes für ein bestimmtes Symptom sollte sowohl dem Skeptiker als auch dem „Gläubigen“ Linderung verschaffen. Nachdem einige Symptome erfolgreich mit der Ji-Jiu – Druckpunktmassage behandelt worden sind, werden Skeptizismus und mangelndes Vertrauen gewöhnlich überwunden sein.

2. Es ist hilfreich, einige der Informationen, die in diesem Abschnitt enthalten sind, im Gedächtnis zu bewahren. Du solltest dir außer den Bedingungen, unter denen die Ji-Jiu – Anregung nicht angewendet werden soll, auch diejenigen Ji-Jiu – Druckpunkte merken, die mit einem doppelten Sternchen (**) versehen sind, ebenso wie ihre bedeutendsten Anwendungsbereiche. Diese Punkte wirken am umfassendsten und werden am häufigsten gebraucht. Zu ihnen gehören die Nummern 4, 5, 7, 9, 10 und 13. Punkte, die nicht ganz so bedeutend sind, wurden mit einem einfachen Sternchen (*) versehen. Diese Punkte kann man sich auch merken, aber nur als zusätzliche Hilfe.

3. Denke daran, die Ji-Jiu – Druckpunktmassage wird die Vorteile westlicher Erster Hilfe und deren medizinische oder paramedizinische Techniken nicht beeinträchtigen. Eine ganzheitliche Auffassung von Gesundheit ermutigt den Gebrauch aller in Frage kommenden Techniken mit dem eigentlichen Ziel, einen natürlichen Lebensstil zu erreichen, bei dem Drogen und chemische Medikamente nur benutzt werden, nachdem eine Therapie ohne Arznei fehlgeschlagen ist. Weiter oben wurde jedoch bereits darauf hingewiesen, daß Ji-Jiu – Druckpunktmassage nicht innerhalb von vier Stunden nach Verabreichung von Drogen oder Medikamenten angewendet werden sollte. Auch sollte sie, außer in Notfällen, nicht als Alternative betrachtet werden, wenn du regelmäßig verordnete Medikamente einnimmst.

Zusammenfassung

1. Ji-Jiu – Druckpunktanregung ist keine Alternative zu angemessener medizinischer Betreuung. Ihr Ziel ist das zeitweilige Nachlassen oder die Linderung von Schmerzen oder Symptomen, deren Ursache die verschiedensten Störungen oder Krankheiten sein können.

2. Unter manchen Umständen kann die Ji-Jiu – Druckpunktanregung als Alternative zu Aspirin oder anderen rezeptfreien Medikamenten angesehen werden. Oder sie kann als streng begrenzte Grundausrüstung gebraucht werden, um herkömmliche Erste-Hilfe- oder Notfalltechniken der Schulmedizin zu ergänzen.

3. Suche die Abbildung des Punktes heraus, der für die Linderung deiner Beschwerden empfohlen wird. Nachdem du sie gefunden hast, solltest du die Beschreibung der Lage des Punktes lesen, und mit *starkem Druck* den ungefähren Bereich nach der empfindlichsten Stelle absuchen. Die empfindlichste Stelle ist der Ji-Jiu – Druckpunkt.

4. Der Ji-Jiu – Druckpunkt soll mit Hilfe der Fingerspitze (Finger und Haut bewegen sich zusammen, der Finger rutscht nicht über die Haut) *tief*, d.h. mit starkem Druck, lebhaft, etwa 15 bis 20 Sekunden lang, entgegen dem Uhrzeigersinn massiert werden. Die Massage soll auf beiden Körperhälften mit einem Druck von etwa 20 Pfund vorgenommen werden.

5. Höre auf, wenn du merkst, daß das Symptom nachläßt oder aufhört. Überreize nicht denselben oder andere Punkte bei dem Versuch, die Wirkung zu verstärken. Versuche nicht unentwegt oder „mit Gewalt“ den Körperteil, der eine Besserung erfahren hat, zu „testen“.

6. Wenn du keine Linderung des Symptoms erlangen kannst, schlage auf Seite nach.

7. Massiere den Ji-Jiu – Druckpunkt nur dann, wenn vorher entsprechende Symptome aufgetaucht sind. Beginne andererseits so bald als möglich mit der Anregung, nachdem das Symptom aufgetreten ist.

8. Die Ji-Jiu – Druckpunktmassage ist – außer in Notfallsituationen – für grundsätzlich gesunde Menschen gedacht. Bitte präge dir die Umstände ein, unter denen die Ji-Jiu – Massage *nicht* angewendet werden soll.

9. Die mit doppeltem Sternchen (**) versehenen Ji-Jiu – Druckpunkte sind die am häufigsten benutzten, die man sich einprägen sollte. Die Druckpunkte mit nur einem Sternchen (*) sind von etwas geringerer Bedeutung, wenngleich sich auch hier die Einprägung empfiehlt.

10. Oft stehen Symptome mit verborgenen Krankheiten im Zusammenhang. Wenn das Symptom, das du zu beseitigen versuchst, ständig wieder neu auftaucht oder nicht verschwindet, solltest du deinen Arzt aufsuchen.

急救

Teil II

Symptome, Körperbereiche und Kontrollzentren

INHALT

Mandelentzündung
Masern
Mastdarm
Meningitis: siehe Hirnhautentzündung
Menstruation: siehe Regelblutung
Menstruationskrämpfe: siehe Regelblutung
Migräne
Miliaria (Frieselausschlag)
Milz und Bauchspeicheldrüse
Moskitostiche: siehe Bisse, Mensch oder Tier und Insektenstiche
Müdigkeit, anhaltende
Mumps
Mund
Muskelkrämpfe
Muskeln
Muskelzerrungen
Nacken: siehe Hals und Nacken
Nahrungsmittelvergiftung: siehe Vergiftung durch Lebensmittel
Nasenbluten
Nasennebenhöhlenentzündung
Nervenschmerzen
Nervosität
Nesselsucht
Neuralgie: siehe Nervenschmerzen
Niedriger Blutdruck: siehe Blutdruck, niedriger
Niedriger Blutzucker: siehe Unterzuckerung
Nieren
Nieskontrollzentren
Oberschenkel
Ödem: siehe Wassersucht
Ohnmacht
Ohr
Panik
Prostata: siehe Vorsteherdrüse
Psychische Störungen
Pusteln: siehe Eiterbläschen und Ekzeme
Rachen
Raucher-Kontrollzentren
Rauchvergiftung: siehe Ersticken
Regelblutung
Reisekrankheit
Rektum: siehe Mastdarm
Rheumatismus
Rippenfellentzündung
Rücken, unterer und/oder oberer
Ruhelosigkeit
Ruhr
Schläfrigkeit
Schlafkontrollzentren
Schlaflosigkeit
Schlaganfall
Schlag, elektrischer
Schlangenbiß
Schleimbeutelentzündung
Schluckaufkontrollzentren
Schmerzkontrollzentren
Schnitte
Schnupfen
Schock, emotionaler
Schulter
Schußwunden
Schwäche, körperliche
Schweißkontrollzentren
Schwindel
Schwitzen: siehe Überhitzung
Schwitzen in der Nacht
Seekrankheit
Seelische Störungen: siehe Psychische Störungen
Selbstmordtendenzen: siehe Psychische Störungen
Sexualorgane: siehe Geschlechtsorgane
Skorpionstiche: siehe Stiche, Skorpion
Sodbrennen
Sonnenbrand: siehe Verbrennungen, Verbrühungen, Sonnenbrand
Sonnenstich
Spinnenbisse: siehe Bisse, Spinnen
Star, grauer

Hinweis: *Die Beschreibungen findest Du in der linken Spalte, die Nummern der Druckpunkte mit Abbildungen in der rechten.*

Akne (siehe auch: Allergien, unspezifische; Haut; usw.): Ausschlag im Gesicht, auf dem Rücken, auf der Brust, usw.	2 13 27 28 84	
Allergien, unspezifische (siehe auch: Nieskontrollzentren; andere Symptome, die in Verbindung mit Allergien auftreten): Eine wiederholt auftretende Reaktion des Körpers auf Kontakt mit bestimmten körperfremden Stoffen (Allergene), wie z.B. bestimmte Nahrungsmittel, Federn, usw.	2 11 27 28 80	 bei Niesen B bei Heuschnupfen – ähnlichen Allergien
Alpträume (besonders bei Kindern – siehe auch Angst; Hysterie; Nervosität; usw.): beängstigende Träume.	88	
Amnesie: siehe Gedächtnisschwund.		
Anfälle: siehe Epilepsie und epileptische Anfälle; Krämpfe; Krämpfe bei Kindern; usw.		
Angina pectoris (siehe auch: Brust; Herz; Herzanfall; Herzschlag; Schmerzen; usw.): tiefer krampfartiger Schmerz, der oft in den linken Arm und die Schulter ausstrahlt. Wird des öfteren durch ein emotional oder körperlich belastendes Erlebnis	10 15	

ausgelöst. *Sofortige ärztliche Hilfe ist notwendig.*

Angst (siehe auch: Angstkontrollzentren; Hysterie, usw.): begründete oder unbegründete Furcht vor einem zukünftigen Ereignis oder einer zukünftigen Situation.

15	besonders bei Lampenfieber
16	
45	
69	
71	bei heftigem Herzklopfen
82	

Angst, bei Kindern: siehe auch Angstkontrollzentren; usw.

35	
69	
88	

Angstkontrollzentren (siehe auch Angst; Angst bei Kindern; Hysterie; Ohnmacht; usw.): eine körperliche und/oder seelische Reaktion auf eine wirkliche oder vorgestellte Situation. Verschiedene Menschen reagieren unterschiedlich und zeigen unterschiedliche Symptome. Manchmal reagiert der Verdauungstrakt, dann wieder besteht der Drang zu urinieren oder den Darm zu entleeren, usw.

4	
9	
15	
16	
35	
37	
42	
60	
62	bei plötzlicher, extremer Furcht
69	bei Hysterie oder Panik
77	
81	
91	
96	
97	
99	

Anregung: siehe Bioenergiekontrollzentren, Vitalitätskontrollzentren, usw.

Ansteckung: siehe Infektion.

Apoplexie: siehe Schlaganfall.

Appendizitis: siehe Wurmfortsatzentzündung.

Arm (siehe auch: Ellenbogen; Hand; Schulter; Unterarm): schließt die Achselhöhle mit ein.	2	
	4	
	10	bei schmerzender und geschwollener Achselhöhle
	18	bei schmerzender und geschwollener Achselhöhle
	21	
	29	
	39	
	44	bei Schmerzen im Oberarm
	61	
	88	
	103	
Arteriosklerose: Die Ji-Jiu – Druckpunktmassage findet hier keine Anwendung.		
Arthritis, chronische: Die Ji-Jiu – Druckpunktmassage findet hier keine Anwendung.		
Asthma, asthmatisches Atmen, Keuchen, usw. (siehe auch Atemnot; Ersticken; Hysterie; usw.): starke Einengung und Einschnürung der Luftröhre in der Kehle. Zu den Symptomen gehören Husten, Keuchen, Panik, usw. *Sofortige ärztliche Hilfe ist notwendig.*	1	
	11	
	18	
	61	
	81	
	85	
	87	
Atemkontrollzentren (siehe auch Bioenergiekontrollzentren; Vitalitätskontrollzentren; usw.): kann vorübergehend durch Anstrengung hervorgerufenes Keuchen und Atemlosigkeit lindern. Die Anregung dieser Punkte kann auch nützlich sein, um sich auf Situationen vorzubereiten, in denen heftiges Atmen notwendig ist.	20	bei Atemlosigkeit und Keuchen
	45	
	65	
	105	bei Vorbereitung auf Situationen, die heftiges Atmen erfordern
Atemnot (siehe auch: Asthma; Atemkontrollzentren; Höhenkrankheit, usw.): Schweres oder mühsames Atmen ist manchmal das Symptom für eine verborgene Störung oder Krankheit. Atemnot tritt auf, wenn die Aufnahmefähigkeit des Atemapparates eines Betroffenen zeitweilig den Anforderungen des Körpers nicht genügt und	18	

erscheint oftmals wenn die Atmung unter 70 % der Höchstaufnahmefähigkeit sinkt. Der Betroffene kann dann das Gefühl des Erstickens empfinden und in Panik geraten, wodurch sich seine Lage verschlimmert.

Atmen, schweres und mühsames: siehe Atemnot.

Atmung, zu heftige (Hyperventilation – siehe 11
auch Angst, usw.): tiefes, schnelles Überatmen, oft verbunden mit Furcht oder Angst. Überatmen erzeugt ein zeitweiliges Ungleichgewicht im Blut (zu alkalisch, nicht genügend Kohlendioxyd). Zu den Symptomen gehören Benommenheit, Kribbeln, ein prickelndes und/oder brennendes Gefühl auf der Haut und möglicherweise Ohnmacht. Atmen in eine Papiertüte, die dicht über Mund und Nase gestülpt wird, kann helfen, das richtige chemische Gleichgewicht im Blut wiederherzustellen.

Atmungsapparat (siehe auch: Bronchitis; Brust; 1
Lungen; Lungenentzündung; usw.): die Körper- 10
organe, die der Atmung dienen. 11 13

Augen (siehe auch: Bindehautentzündung): 1
Außer den Augenkrankheiten können drei Arten 2
von Verletzungen auftreten: 13 17

- **a.** Verletzung der Lider und des weichen Ge- 66
webes, das die Augen umgibt. 75
- **b.** Kleinere Verletzungen der Augen selbst 80 A Hauptpunkt
durch Chemikalien, Fremdkörper, die nicht in 90 101
den Augapfel eindringen, Schneeblindheit, usw. Chemikalien können aus dem Auge gewaschen werden, indem man das betroffene Auge offenhält und frisches Wasser vom inneren Augenwinkel aus über den Augapfel fließen läßt. Um Fremdkörper zu entfernen, kann man dieselbe Methode anwenden oder sanft das obere Augenlid über das untere ziehen.

c. Schwere Verletzungen der Augen. Ji-Jiu – Druckpunktmassage ersetzt nicht herkömmliche westliche Erste Hilfe- oder Notfalltechniken. Schwere Verletzungen sind vor allem in den Augapfel eingedrungene Fremdkörper oder ernste Verbrennungen durch Chemikalien oder Hitzeeinwirkung. In diesen Fällen ist das Augenlicht des Betroffenen bedroht. *Sofortige ärztliche Hilfe ist notwendig.* Das Auge darf nicht gerieben werden und man soll es nicht untersuchen, bevor man nicht seine Hände gereinigt hat. Einen Fremdkörper *nicht* mit einem anderen Fremdkörper wie z.B. einem Streichholz oder Zahnstocher entfernen. Und ein eingedrungener Fremdkörper darf nur von einem Arzt entfernt werden. Stattdessen soll man eine Binde lose um den Kopf wickeln, um das Auge vor weiterem Schaden zu bewahren. Ist der Fremdkörper nicht eingedrungen, kann er mit der Ecke eines sauberen Taschentuchs oder Papiertuchs entfernt werden.

Ausbrennen von Wunden: siehe Wunden, Ausbrennen von...

Ausschlag: siehe Hautausschlag.

Bauch, oberer (siehe auch: Magen; usw.): der Be- 7
reich zwischen Brust und Nabel. 9
36

Bauch, unterer: siehe Unterleib.

Bauchfellentzündung (siehe auch: Unterleib; 94
usw.): eine Entzündung der Bauchhöhlenwand, 96
die zahlreiche Ursachen haben kann, wie z.B. Durchbruch des Wurmfortsatzes oder einer Wunde, usw. Zu den Symptomen gehören starke Bauchschmerzen (die oft durch Bewegungen verstärkt werden) und eine Anschwellung des Bauches. Je ernster der Fall ist, umso stärker kann der Bauch angeschwollen sein. Im Frühstadium

können Erbrechen und/oder Durchfall auftreten. Gewöhnlich folgen Fieber, Schüttelfrost und jagender Puls. Der Betroffene scheint sehr krank zu sein – und ist es auch.
Bauchfellentzündung ist die Komplikation einer tieferliegenden Störung oder Krankheit. Man soll weder Nahrung noch Flüssigkeit verabreichen. Es handelt sich um eine äußerst ernste Erkrankung, die ohne Behandlung gewöhnlich zum Tode führt. *Sofortige ärztliche Hilfe ist notwendig.*

Bauspeicheldrüse: siehe Milz und Bauchspeicheldrüse.

Bein (siehe auch: Fuß; Knie; Oberschenkel; usw.) 3
5
7
9
62

Benommenheit (siehe auch: Gleichgewichtsstö- 60
rung; Ohnmacht; Schwindel; usw.)

Beriberi: eine Störung, die durch Vitamin B 1-Man- 35
gel verursacht wird. Tritt in den meisten industriali- 91
sierten Teilen der Erde nicht auf. Zu den Symptomen gehören Schlafstörungen, Reizbarkeit, Konzentrationsstörungen, Gedächtnisschwäche und Erkrankungen des Bauches.

Beruhigungskontrollzentren (siehe auch: Angst; 13
Nervosität; usw.): für geringfügige Nervosität, die 17
nicht mit schwerwiegenden Problemen oder geistigen Störungen ernsthafter Natur in Verbindung stehen.

Betäubung (siehe auch: Bewußtlosigkeit; usw.): 45
Lokale oder allgemeine Unempfindlichkeit (Anästhesie), oft verbunden mit Trägheit, usw.

Bewußtlosigkeit aus unbekannter Ursache (sie- 12 bei Bewußtlosigkeit mit hellrotem Gesicht
he auch: Ersticken; Herzanfall; Herzschlag; Ohnmacht; Schlaganfall; usw.): der Kranke ist

sich seiner selbst und seiner Umgebung nicht bewußt und zeigt wenige oder keine Reaktionen auf Sinnesreize. Bewußtlosigkeit ist immer ein ernstes Problem. Ji-Jiu – Druckpunktmassage ersetzt nicht herkömmliche Erste Hilfe und Notfallmaßnahmen. *Sofortige ärztliche Hilfe ist notwendig.*

18 bei B. durch Kopfverletzung, ohne Krämpfe
19
20 nur linker Fuß
21 bei jeder Kopfverletzung, zusätzlich 18 bei ernster Kopfverletzung, wenn der Tod nahe zu sein scheint; falls ärztliche Hilfe nicht erreichbar, alle halbe Stunde anwenden, bis Besserung eintritt; außerdem bei allgemeiner Bewußtlosigkeit
26 bei B. durch Rückgratprellung oder -verletzung
32
33 bei B. mit heftigen Krämpfen
34 bei B. mit blassem Gesicht; bei Anzeichen von Hysterie
68 bei allgemeiner Bewußtlosigkeit

Bienenstich: siehe Stiche, Bienen und Wespen.

Bindehautentzündung (siehe auch: Auge): eine Entzündung und Rötung der Membran (Konjunktiva), die die Vorderseite des Auges bedeckt.

1
13
18
50
80 A

Bioenergiekontrollzentren (siehe auch: Vitalitätskontrollzentren; usw.): Bioenergie ist die Lebensenergie (im Chinesischen Ki), die alle traditionellen östlichen Therapien ins Gleichgewicht zu bringen versuchen. Chronisches Übermaß oder chronischer Mangel an Bioenergie machen eine Änderung der Ernährungsweise, des Lebensstils, der Körperaktivität und/oder der medizinischen Behandlung notwendig. *Sanfte* Anregung kann vorübergehend hilfreich sein, wenn du „mehr Energie" willst. *Lebhafte* Massage kann

6
8
9
26
31
32
47
69
97

vorübergehend hilfreich sein, wenn du dich „zu energiegeladen“ fühlst.

Bisse, Mensch oder Tier und Insektenstiche (siehe auch: Schlangenbiß; Stiche, Bienen- und Wespen-; Stiche, Skorpion, usw.): Bist du von einem wilden Tier gebissen worden, besteht die Gefahr von Tollwut, besonders bei Bissen von Eichhörnchen, Füchsen oder anderen kleinen Säugetieren. Versuche das Tier lebendig zu fangen, um es in Gefangenschaft zu beobachten. Weniger erstrebenswert ist es, das Tier zu töten. Wenn dies jedoch geschehen ist, dann halte den Kopf so lange kühl, bis das Tier in einem Labor untersucht werden kann.

20	
22	auch bei Wundstarrkrampf
24	
32	besonders bei Bissen von tollwütigen Tieren
61	zur Vorbeugung von Wundstarrkrampf

Bisse, Spinnen: Die einzige giftige Spinne bei uns ist die Kreuzspinne. Symptome sind Schmerzen, Bauchkrämpfe, manchmal Lähmungen und Empfindlichkeit und Schwellungen im Bereich der gebissenen Stelle. *Sofortige ärztliche Hilfe ist notwendig.*

20	nur rechter Fuß, wenn die Haut rot, geschwollen und wächsern aussieht
22	bei kalter Haut
24	bei roter, entzündeter Haut
25	

Blähungen (siehe auch: Unterleib; Magendarmkanal; Verdauungsstörungen; usw.): das übermäßig starke Auftreten von Gasen im Magen, im Darm oder an anderen Stellen im Magendarmkanal. Im allgemeinen sind die Ursachen eine unausgewogene Ernährung, Angst oder andere geringfügige Verdauungsprobleme. Blähungen können aber auch symptomatisch für ernstere oder chronische Störungen sein.

7
9
72
74
85
93
108

Blase: siehe Harnblase.

Blasen (siehe auch: betroffene Bereiche, wie Hand; usw.): wässrige Erhebungen direkt unter der Hautoberfläche. Entweder durch Reiben oder Quetschen entstanden (Blutblasen). Du solltest, wenn möglich, vermeiden, die Blasen zu öffnen.

2	
13	bei Schmerzen
27	
28	

Blasenentzündung (siehe auch: Harnblase; Urogenitaltrakt; usw.): eine Entzündung der Harnblase. Oft besteht ein Drang, zu urinieren, aber nur wenige Tropfen werden ausgeschieden und sind gewöhnlich von einem schneidenden, brennenden Gefühl begleitet.	7	
	19	
	24	
	65	
	70	
Blinddarmentzündung: siehe Wurmfortsatzentzündung.		
Blutdruck, hoher: Seine Symptome sind so unbestimmt wie der Ursprung der Krankheit. Neben erhöhtem Blutdruck können Benommenheit, Müdigkeit, Schlaflosigkeit, Herzklopfen, Schwäche, Kopfschmerzen usw. auftreten. Oft ist es hilfreich, die hinteren Ränder des Ohrrückens zu massieren.	3	
	4	
	6	
	16	
	40	
	69	
	83	
	93	
	94	
	95	
Blutdruck, niedriger: eine Erscheinung, der meistens andere Störungen oder Krankheiten zugrundeliegen.	16	
	110	
Blutendes Zahnfleisch: siehe Zahnfleischentzündung.		
Blutergüsse (siehe auch: Wunden; usw.): Verfärbung oder Verletzung unter der Haut, die von zerstörten Blutgefäßen herrührt.	21	bei unverletzter Haut
	26	bei verletzter Haut
	103	
Blutung (siehe auch: Blutungen, arteriell; Blutungen, venös; Gehirnerschütterung; Menstruation; Nasenbluten; Wunden und spezifische Körperbereiche, die in Mitleidenschaft gezogen sind; usw.): Das Blut fließt durch Gefäße wie Venen und Arterien und transportiert Sauerstoff und Nahrung zu den Zellen hin, Abfallstoffe von den Zellen weg. Wenn etwas die Gefäße reißen läßt, läuft Blut aus. Auch kann bei einer Krankheit Blut durch unbeschädigte Gefäße auslaufen. Beides wird als Blutung bezeichnet. Da bei übermäßigem Blutverlust	4	bei schwerem, hellrotem Blut
	9	
	13	
	19	
	20	nur linke Seite, wenn dunkles, venöses Blut fließt, und
	21	zehn Minuten später, falls langsam Blut aus Nase und Ohren fließt
	28	bei Gehirnblutung

der Tod eintritt, müssen arterielle Blutungen sofort gestoppt werden.
Blutungen aus Mund, Darm oder nichtmenstruelle Blutungen aus der Vagina können eine innere Blutung anzeigen. Andere Anzeichen von Blutungen können schwacher oder jagender Puls, kalte und feuchte Haut, matte Augen, erweiterte Pupillen, die langsam auf Licht reagieren, Angst, übermäßiger Durst, Übelkeit und/oder Erbrechen sein.
Koma, das länger als sechs Stunden andauert, Genickstarre, verbunden mit Funktionsstörungen des Gehirns (wie unharmonische Augenbewegungen) mit oder ohne andere Anzeichen innerer Blutung können auf eine Blutung im Gehirn hindeuten.
Jede innere Blutung stellt einen gefährlichen Zustand dar. *Sofortige ärztliche Hilfe ist notwendig.*

43
44 bei hellrotem Blut
99 bei Gehirnblutung
103
110 bei arterieller oder venöser Blutung

Blutungen, allgemeine: siehe Blutung; Nasenbluten; usw.

Blutung, arteriell (siehe auch: Blutung; Blutung, venös; usw.): hellrotes Blut wird auf pochende, pulsierende Weise aus einer Wunde gepumpt. Dies kann ein lebensbedrohender Zustand sein, der sofortige Notmaßnahmen verlangt.
Lege ein Tuch oder einen Lappen auf die Wunde und drücke fest nach unten. Während du das Tuch festhältst, drücke sehr fest auf den Bereich, wo Brust und linke Achselhöhle zusammenkommen. Halte den Druck konstant (abgebildeter Punkt 110). Oder lege deine rechte Faust in deine linke Achselhöhle und umklammere mit dem linken Arm fest die Faust. Der Punkt liegt näher an der Brustseite der Achselhöhle als an der Armseite.
Ji-Jiu – Druckpunktmassage ersetzt nicht herkömmliche westliche Erste Hilfe- oder Notfallmaßnahmen. *Sofortige ärztliche Hilfe ist notwendig.*

110 nur linke Seite

Blutung, venös (siehe auch: Blutung; Blutung, arteriell; usw.): dunkles, purpurnes Blut fließt (eher als daß es spritzt) aus einer Wunde. Das kann lebensbedrohlich sein. Folge den Anweisungen für Blutung, arteriell, außer, daß du statt der linken Achselhöhle die rechte benutzt. *Sofortige ärztliche Hilfe ist notwendig.*	110 nur rechte Seite
Bronchitis (siehe auch: Atmungssystem; Brust; Husten; Rachen; usw.): eine Entzündung des bronchialen „Baumes", zu deren Symptomen Fieber, Muskelschmerzen und Schmerzen im Rükken, Kopfschmerzen, usw. gehören.	1 11 44 53 55 78 86 96
Bruchleiden (siehe auch: Unterleib; usw.): ein abnormes Hervortreten der Eingeweide durch die Bauchdecke oder Bauchhöle, oft in der Leistengegend (Leistenbruch). Ein Bruch ist oft Folge des Anhebens eines übermäßigen Gewichts oder durch falsches Heben einer Last bedingt. Üblicherweise erscheint eine kleine bis große Schwellung irgendwo am Unterleib und es können Schmerzen auftreten. Die größte Gefahr liegt in der Möglichkeit, daß die Blutzufuhr zu dem hervortretenden Darmteil abgeschnitten wird.	7 9 50 62 68
Brüche (gebrochener Knochen – siehe auch spezifische Bereiche, wo der Bruch aufgetreten ist, wie Arm, usw.): ein gebrochener oder gesplitterter Knochen. Ji-Jiu – Druckpunktmassage ersetzt nicht herkömmliche Erste Hilfe- oder Notfalltechniken wie z.B. Schienen, Gipsverbände oder andere Verbände und Schutzvorrichtungen, die Bewegungen verhindern. Aber der abgebildete Punkt Nr. 42 kann, wenn er während der Zeit des Heilens angewendet wird, das schnelle und richtige Zusammenwachsen des gebrochenen Knochens unterstützen.	26 42

Brust, weibliche: *Jeder Knoten oder jede Schwel-* 29
lung in einer Brust sollte augenblicklich ärztlich 97
untersucht werden.

Brustfellentzündung: siehe Rippenfellentzündung.

Brustkorb (siehe auch: Atmungsapparat; Lun- 1
gen; usw.) 4
10
13

Chemische Verbrennungen: siehe Verbrennungen und Verbrühungen.

Cholera (siehe auch: Durchfall; Krämpfe, musku- 2
lär; Ruhr; usw.): eine Krankheit, die durch vergifte- 4
te Nahrung oder verseuchtes Wasser ausgelöst 6
wird und die epidemisch werden kann. Zu ihren 9 mit allen Punkten anwenden
Symptomen gehören schwerer Durchfall, Erbre- 17
chen, Muskelkrämpfe und Spasmen, Wasserver- 23
lust (Dehydratation), Verminderung der Harnaus- 44 61
scheidung und Kollaps. In vielen asiatischen Län- 88
dern tritt die Krankheit häufig auf. Gewöhnlich hält 95
sie zwei Wochen lang an. Cholera ist eine äußerst
ernstzunehmende Krankheit, aber man kann sich
gegen sie immunisieren. *Sofortige ärztliche Hilfe
ist notwendig.*

Darmstörungen: siehe Blähungen; Durchfall; Magendarmkanal; Ruhr; Schmerzen; Verdauungsstörungen; Verstopfung.

Diabetes (mellitus): siehe Zuckerkrankheit.

Dickdarmentzündung (siehe auch: Unterleib; 1
Magendarmkanal; usw.): sie tritt üblicherweise 7
chronisch auf. 9 24

Drogenmißbrauch (siehe auch: Vergiftung; Ver- 111
giftung, oral; usw.): die falsche Anwendung von
rezeptpflichtigen Medikamenten oder Straßen-

drogen, wie zum Beispiel Halluzinogenen, usw. Ji-Jiu – Druckpunktmassage sollte nicht angewendet werden, außer in reinen Notfällen.
Sofortige ärztliche Hilfe ist notwendig. Oder wende dich an eine Drogenhilfe oder Drogenberatungsstelle, wie es sie in vielen Städten gibt. Entsprechende Informationen sollten bei der Telefonauskunft einzuholen sein.

Dünndarm: das Organ, das den Verdauungsvor- 7
gang abschließt; zwischen Magen und Dickdarm 9
gelegen. 19

Durchfall: (siehe auch: Magendarmkanal; Ruhr; 7
usw.): dieser Zustand kann symptomatisch sein 9 10
für eine Reihe kleinerer oder größerer Störungen. 16
Wenn der Zustand länger als ein paar Tage 44
andauert, kann Dehydratation, d.h. Wasserentzug 91
des Körpers, eintreten. 95 99

Durstkontrollzentren: Eine regelmäßige Flüssig- 18
keitsaufnahme ist lebensnotwendig für den Kör- 44 78
per. Er kann wesentlich länger ohne feste Nah- 102
rung als ohne Wasser überleben. In Fällen, wo die 110
verbrauchte Menge Flüssigkeit nicht ersetzt werden kann, kann Wasserentzug des Körpers (Dehydratation) eintreten. Ebenso kann in ernsten Fällen ein Schock auftreten. Immer, wenn Dehydratation vermutet wird, *ist sorfortige ärztliche Hilfe notwendig.* Das Trinken von Wasser allein kann unter Umständen die Komplikationen nicht verhindern, da vielleicht schon eine Veränderung im Elektrolythaushalt des Körpers stattgefunden hat. In einer Notsituation können, abgesehen von einer Anregung der Ji-Jiu – Druckpunkte, verschiedene Schritte unternommen werden, um den Durst zeitweilig zu stillen.

a. Nimm einen kleinen Kieselstein in den Mund, um Speichel zu erzeugen.

b. Gurgle mit einem kleinen Teil des übriggebliebenen Wassers, spucke es dann in den Behälter zurück für weiteren Gebrauch.

c. Trink deinen eigenen Urin. Solange es dein eigener ist, wird er dir nicht schaden.

Wenn du wieder Wasser bekommen kannst, dann trinke es langsam, und nur ein paar Schlucke auf einmal.

Eierstöcke: siehe Geschlechtsorgane; Menstruation; usw.

Eiterbläschen und Ekzeme (siehe auch: Haut; 2
usw.): Krankhafte Hautveränderungen, deren 3
Symptome krustige, gelbliche Gebilde (Eiterbläs- 5
7
chen oder Pusteln) oder trockenere, mehr gerö- 35
tete Hautunreinheiten (Ekzeme) sind. Sie können 40
einander auch ähneln. 61

Ekel: siehe Gleichgewichtsstörungen; Schwindel; Übelkeit; usw.

Ekzeme: siehe Eiterbläschen und Ekzeme.

Elektrischer Schlag: siehe Schlag, elektrischer.

Ellenbogen (siehe auch: Arm; usw.). 2
4
10
11
13
44
103

Empfindungslosigkeit: siehe Bewußtlosigkeit; Ohnmacht; usw.

Energie: siehe Bioenergiekontrollzentren; Vitalitätskontrollzentren; usw.

Entbindung: siehe Geburt.

Entkräftung: siehe Erschöpfung, körperliche und/oder geistige; Erfrierungen; Wärmekontrollzentren; usw.

Epilepsie und epileptische Anfälle (siehe auch: Krämpfe; Krämpfe bei Kindern; usw.): eine Störung des Gehirns, deren Ursachen man nicht genau kennt. Es gibt verschiedene Arten epileptischer Anfälle. Der dramatischste ist der Große Krampfanfall (Grand Mal). Er kann zwischen zwei und fünf Minuten lang dauern und schließt gewöhnlich Bewußtlosigkeit, Verlust der Muskelkontrolle, schnelles Anspannen und Entspannen der Muskeln in den Extremitäten, usw. ein. Während eines Anfalls sollte keine Ji-Jiu – Druckpunktmassage angewendet werden. Hilf statt dessen dem Kranken, damit er sich nicht selbst verletzt; achte besonders auf seine Zunge. Stecke ihm, wenn möglich, einen mit einem Tuch umhüllten Stock zwischen die Zähne, um ihn daran zu hindern, sich selbst in die Zunge zu beißen. Der Kranke sollte nicht sofort aufstehen und umherlaufen, da dies einen weiteren Anfall auslösen könnte. Statt dessen sollte man es ihm so bequem wie möglich machen und seine Kleidung lockern.

10
32
33
65
96
100

Erbrechen und Würgen (siehe auch: Magen; übelkeit; usw.): symptomatisch für viele Störungen, und nicht alle stehen im Zusammenhang mit dem Verdauungstrakt. Die Folge von andauerndem Flüssigkeits-Verlust kann Wasserentzug (Dehydratation) sein. *Sofortige ärztliche Hilfe ist notwendig*, wenn das Erbrechen sehr stark ist.

6
7
9
10
16
18
23
31
44
48
58
61
71
78
81
86 bei morgendlicher Übelkeit im ersten Stadium der Schwangerschaft
95

Erfrierungen (einschl.: Frostbeulen – siehe auch: Bioenergiekontrollzentren; Haut; Wärmekontrollzentren; und besonders betroffene Körperzonen;

2
20 nur rechte Seite, bei rotglänzender Haut

usw.): die Folge von langem Aufenthalt in feuchter 20 nur linke Seite, bei
oder trockener Kälte. Die schlimmste Erschei- blauer Haut
nung sind Erfrierungen, bei denen das Gewebe 27 28
des betroffenen Körperteils durch Kälte zerstört 29
wurde. In dem erfrorenen Bereich ist die Blutzir- 30
kulation unterbrochen. Wird die Stelle nicht sehr schnell behandelt, dann wird sie brandig und eine Amputation kann notwendig werden. Die ersten Anzeichen sind graue oder gelblich-weiße Flekken auf der Haut. Im allgemeinen wird sich eher Empfindungslosigkeit einstellen als Schmerzen. Lang andauernde Bewegungslosigkeit und enge Kleidung erhöhen die Möglichkeit von Erfrierungen. Sehr junge Menschen und alte, besonders diejenigen mit Kreislaufstörungen, sind am meisten gefährdet. Lauf in einer Krisensituation (d.h., wenn du dich bei Temperaturen unter dem Gefrierpunkt verlaufen hast) um einen festen Punkt, wie einen Baum, herum, damit der Körper warm bleibt und das Blut zirkuliert. Zielloses Umherlaufen erschwert die Rettung, wenn ein anderer deinen ungefähren Aufenthaltsort kennt. Seit kurzem stimmen Fachleuchte allgemein darin überein, daß sofortiges Auftauen in warmem Wasser die beste Maßnahme ist, sobald die Gefahr der erneuten Unterkühlung gebannt ist. Aber es wird schmerzhaft sein. Reibe niemals eine erfrorene Stelle, auch nicht mit Schnee. *Sofortige ärztliche Hilfe ist notwendig.*

Erkältungen und Grippe (siehe auch Begleiter- 1
scheinungen wie: Husten; Kopfschmerzen; Ver- 2
stopfung der Nase; usw.): Mit dem Wort „Erkäl- 4 9
tung“ bezeichnet man eine Reihe von Sympto- 13
men, die zusammenkommen und etwa sieben 23
Tage lang anhalten. Eine Infektion der oberen 69 81
Atemwege. Zu den Symptomen von Erkältung 89
und Grippe gehören Fieber, Husten, dumpfe 98
Schmerzen, verstopfte Nase, usw. Binde beim 112
ersten Auftreten dieser Symptome mit Stoffstrei- *außerdem:* Eiswürfel
fen jeweils einen Eiswürfel unter beide große an die Ballen der großen Zehen

Zehen. Laß das Eis etwa zwanzig Minuten lang dort. Wiederhole dies mehrmals täglich, bzw. so oft wie nötig. Nach der traditionellen Theorie wirkt das Eis in der Weise, daß es „den Fluß der Bioenergie“ hinter einem wichtigen Erkältungs- und Grippe-Kontrollzentrum bremst.

Erschöpfung, körperliche und/oder geistige (siehe auch: Müdigkeit; psychische Störungen; Schock; usw.): Die Folge von lange anhaltendem körperlichem und/oder seelischem Streß, von übermäßiger Hitze oder Kälte oder von anderen außergewöhnlichen Umweltfaktoren. Äußert sich gewöhnlich durch allgemeine Lustlosigkeit, Sorge, Schwäche, Benommenheit usw.

18
21
37
38
59
97

Ersticken (siehe auch: Erstickungsanfall; Ertrinken; usw.): Bewußtlosigkeit, die aus einem zu hohen Kohlendioxydgehalt des Blutes resultiert. Ein lebensgefährlicher Notfall. Ji-Jiu – Druckpunktmassage ersetzt nicht herkömmliche westliche Erste Hilfe- oder Notfallmaßnahmen. *Sofortige ärztliche Hilfe ist notwendig.*

8
17 bei blauem Gesicht
18 bei blaubem Gesicht
48
58

Erstickungsanfall: Erste Anzeichen für einen leichten Erstickungsanfall sind Würgen und Husten oder andere Anzeichen für eine teilweise Unterbrechung der Luftzufuhr. Starke Erstickungsanfälle können eine lebensbedrohliche Situation herbeiführen. Der Fremdkörper kann entweder im Hals oder in den Lungen stecken. Bei einem leichten Erstickungsanfall soll der Betroffene seine Luftwege selbst durch Husten freimachen. Versuche nicht, mit ihm zu reden. Bei einem starken Erstickungsanfall ist Folgendes zu tun:

8
12 nach Entfernen des Gegenstands aus dem Rachen
88 wenn der Gegenstand im Hals steckt

a. Ersticken beim Kleinkind: Halte es an den Fußgelenken fest und laß es nach unten hängen, öffne seinen Mund und zieh seine Zunge heraus. Schüttle es, wenn notwendig, und laß den Gegenstand auf den Boden fallen. Wenn der Gegenstand nicht herausfällt und das Kind dennoch atmen kann, heißt das u.U., daß der Gegenstand in die Lungen gelangt ist. *Sofortige ärztliche Hilfe ist notwendig.*

b. Ersticken beim Kind: Lege es über einen Stuhl, deinen Arm oder dein Bein, so daß der Kopf tiefer liegt als die Brust. Schlage es *einmal* fest zwischen die Schulterblätter, öffne seinen Mund und zieh seine Zunge heraus. Säubere seine Kehle mit deinen Fingern.

c. Ersticken beim Erwachsenen: Befolge dieselben Anweisungen wie beim Kind und vergewissere Dich, daß der Kopf tiefer liegt als der Nacken. Oder wende einen „Bärengriff" an, nachdem du zunächst versucht hast, seine Luftwege mit deinen Fingern zu säubern. Stelle dich hinter den Betroffenen und schließe beide Arme um seine Taille. Mach eine Faust und lege deine andere Hand darüber, so daß du den Betroffenen mit deinen Händen genau unterhalb des Brustkorbes festhältst. Übe sehr starken, nach oben gerichteten Druck aus. Dies wird die immer in den Lungen verbleibende Luft herauspressen und kann die Luftwege mit einem hörbaren „Plopp" freimachen. Der „Kaffeehaus-Herzanfall" (das Ersticken beim Essen) ist nicht ungewöhnlich, besonders bei älteren Erwachsenen, die vor dem Essen Alkohol getrunken haben, und seine Symptome erinnern an eine Herzattacke. Wenn der Betroffene nicht reden kann, oder dir mit dem Kopf zu verstehen gibt, daß er nicht reden kann, dann ist er am Ersticken. Nach Entfernung des Fremdkörpers *sofort ärztliche Hilfe herbeiholen*, besonders wenn der Betroffene länger als eine Minute ohne Luft war, oder wenn der Fremdkörper in seinen Lungen gewesen zu sein scheint. Ji-Jiu - Druckpunktmassage ersetzt nicht herkömmliche westliche Erste Hilfe- oder Notfallmaßnahmen.

Ertrinken (Ersticken durch Flüssigkeiten): Dies ist 6
eine lebensbedrohliche Situation. Ji-Jiu – Druck- 8

punktmassage ersetzt nicht herkömmliche westliche Erste Hilfe- oder Notfalltechniken, wie zum Beispiel künstliche Beatmung (Mund-zu-Mund-Beatmung) usw. *Sofortige ärztliche Hilfe ist notwendig.* Selbst wenn der Betroffene danach normal zu sein scheint, ist es wichtig, daß er unter ärztlicher Beobachtung bleibt, da die Möglichkeit einer Infektion, einer Lungenentzündung und/oder eines Schocks besteht.

10
12
115

Fieberbläschen (Herpes simplex – siehe auch: Gürtelrose).

114

Fieberkontrollzentren: Der Körper befindet sich im Fieberzustand, wenn seine Temperatur die normalen 37 Grad Celsius übersteigt. Es ist ein Schutzmechanismus. Der Körper produziert in dem Bemühen, die Bedrohung durch „Eindringlinge“ wie Fremdkörper, Parasiten, usw. abzuwehren oder sie zu „neutralisieren“, ein für sie unwirtliches Klima. Es ist ein natürlicher Prozeß, der symptomatisch für viele Störungen sein kann. Reibe bei hohem Fieber mit einem Löffel sanft an beiden Seiten der Wirbelsäule entlang (nachdem der Rücken mit Seifenwasser oder Pflanzenöl angefeuchtet wurde), bis die Haut eine purpurne Farbe annimmt.

4
12
16 ohne Schwitzen
61
101
104
außerdem: Eis an die großen Zehen halten; Daumen und Ballen der großen Zehen massieren; Schläfen massieren; den Punkt zwischen den Augen, direkt über der Nasenwurzel massieren

Finger: siehe Hand.

Furunkel, Karbunkel, Gerstenkorn (siehe auch: Haut; usw.): lokal begrenzte Staphylokokkeninfektionen von unterschiedlichen Schweregraden. Oft findet man sie um die Augen herum (Gerstenkörner), im Nacken, am Rücken oder am Gesäß.

1 bei Gerstenkorn
2
27
28
29 bei Furunkel
35 bei Karbunkel

Fuß (einschl. Fußgelenk; Zehen; usw. – siehe auch: Bein).	5	
	7	
	9	
	13	
	17	
	46	
	48	
	58	
	67	
	68	
	69	
	70	
	72	besonders Fußgelenk
	92	besonders bei feuchten und juckenden Zehen
	104	

Fußgelenk: siehe Fuß.

Fußpilz (siehe auch: Fuß): eine feuchte, juckende Fäulnis zwischen den Zehen.	92	

Gähnkontrollzentren (siehe auch: Atmungsapparat; usw.): Gähnen kann ein Zeichen dafür sein, daß man richtiger oder tiefer atmen sollte.	1	

Gallenblase (siehe auch: Blähungen; Verdauungsstörungen; usw.): ein hohles Organ, das im rechten oberen Viertel der Bauchregion, direkt unter dem Brustkorb dicht bei der Leber liegt. Seine Funktion besteht darin, Schleim und Gallenflüssigkeit anzusammeln und zu speichern. Schmerzen und Beschwerden in diesem Teil des oberen Bauches, besonders nach dem Essen, können auf Gallenblasen- oder Leberstörungen hinweisen.	1	
	7	
	9	
	13	

Gas, im Darm und/oder Magen: siehe Blähungen.

Geburt: Die Ji-Jiu – Druckpunktmassage findet hier keine Anwendung, außer in Notfällen, wenn die Geburt bereits begonnen hat, um eine schwere Entbindung zu erleichtern. Ji-Jiu – Druckpunktmassage ersetzt nicht herkömmliche westliche	5	
	7	
	13	
	75	zur Erleichterung der Entbindung
	94	

Erste Hilfe- oder Notfallmaßnahmen. *Sofortige ärztliche Hilfe ist notwendig.*

Gedächtniskontrollzentren (siehe auch: Schlag- 1
anfall; usw.): Treten plötzliche, anfallartige 10
Schwierigkeiten mit der Erinnerungsfähigkeit auf, 78
kann eine ernste Störung wie Schlaganfall oder Gehirnblutung zu Grunde liegen. *Sofortige ärztliche Hilfe ist notwendig.*

Gedächtnisschwund (siehe auch: Gedächtniskontrollzentren; Schlaganfall; usw.): ein organisch und/oder emotional verursachter teilweiser oder vollständiger Verlust der Erinnerung oder der Merkfähigkeit.

Gefühllosigkeit, körperliche (siehe auch: Be- 45
wußtlosigkeit; usw.): Auf bestimmte Teile begrenzte oder allgemeine Empfindungslosigkeit des Körpers. Tritt häufig zusammen mit Trägheit, usw. auf.

Gehirn: siehe Gehirnerschütterung; Hirnhautentzündung; usw.

Gehirnerschütterung (siehe auch: Bewußtlosig- 1
keit; Blutungen; Schock; usw.): die Folgeerschei- 8
nung, wenn Kopf und/oder Rückgrat einem hefti- 13
gen Schlag oder Ruck ausgesetzt wurden. Zu 18 19
ihren Symptomen gehören Kopfschmerzen, Be- 20 nur linke Seite,
wußtlosigkeit, schwerer, langsamer Puls (jedoch zehn Minuten später
nicht immer), purpurrotes Gesicht (wiederum 21 wenn Blut aus
nicht immer), und bei Schädelbruch u.U. Blut im Ohren, Nase oder Mund fließt
Gehörgang und Blutungen aus Nase und Mund. 26 bei Verletzungen
Später, besonders wenn das Gehirn verletzt ist, des Rückgrats
können schwacher und schneller Puls, eine aschgraue Gesichtsfarbe und mühsames Atmen auftreten. Gehirnerschütterung ist eine Notfallsituation. Der Verunglückte soll extrem ruhig liegen. Wenn sein Gesicht purpurrot ist, sollte sein Kopf angehoben werden. Wenn sein Gesicht aschfahl ist, sollten seine Beine angehoben werden. *Sofor-*

tige ärztliche Hilfe ist notwendig. Unter Umständen stellen sich die Symptome einer Gehirnerschütterung nicht direkt nach dem Unfall ein.

Geistige Störungen: siehe Psychische Störungen.

Gelbsucht (siehe auch: Leber; usw.): Gelbwerden der Haut oder der Schleimhäute und veränderte Ausscheidung der Gallenpigmente (z.B.: brauner Urin, grauer Stuhl). Gelbsucht kann eine Reihe von Ursachen haben, aber im allgemeinen steht sie im Zusammenhang mit einer Krankheit. Die Leber ist primär oder sekundär betroffen. Sie ist das Organ, das die Gallenflüssigkeit produziert.

10
17
23
86
93
98
109

Gelenkerkrankung, chronisch: siehe Arthritis.

Genitale Schwäche, Schmerzen und/oder Fehlfunktion: siehe Geschlechtsorgane; Gonorrhoe; usw.

Gerstenkorn: siehe Furunkel, Karbunkel, Gerstenkorn.

Gesäß (siehe auch: Hüfte; usw.)

50
63

Geschlechtskrankheiten: siehe Geschlechtsorgane; Gonorrhoe; usw.

Geschlechtsorgane (siehe auch: Gonorrhoe; Vorsteherdrüse; usw.): betrifft den Penis, die Hoden und damit verwandte Teile des männlichen Zeugungsapparates sowie die Scheide, die Eierstöcke und die Gebärmutter (Uterus) des weiblichen Systems.

2 Gebärmutter und Eierstöcke
6
7
8
9
19
41 bei Impotenz
54
57 bei Impotenz
68 bei Schmerzen im Penis
70
73

Geschwüre, des Darmtrakts (siehe auch: Bauch, 4
unterer und/oder oberer; Magendarmkanal; 7
usw.): krankhafte Veränderungen im Darmtrakt. 9
Typische Symptome sind Übelkeit, Erbrechen
und Würgen, Diarrhoe (Durchfall) und schwarzer
Stuhl. *Sofortige ärztliche Hilfe ist notwendig.*

Geschwüre der Verdauungsorgane (besonders 7
im Zwölffingerdarm und Magen – siehe auch: Ma- 9
gen; Magendarmkanal; usw.): krankhafte Verän- 41 Magen, Zwölffingerdarm
derungen, die sich häufig im Zusammenhang mit 85
Streß im Verdauungstrakt bilden. Symptome kön- 86
nen sein:

a. bei Zwölffingerdarmgeschwüren: „Nüchtern-“ bzw. „Hungerschmerz“, tritt häufig in Zusammenhang mit übermäßiger Bildung von Magensäure auf.

b. bei Magengeschwüren: „Träger Magen“ durch eine Unterproduktion von Magensäure.

Sofortige ärztliche Hilfe ist notwendig, wenn eines der beiden Geschwüre vermutet wird.

Gesicht (einschl. Gesichtsneuralgien; usw. – sie- 1
he auch: Kopf und spezifische Stellen, wie zum 2
Beispiel Auge, Mund, Ohr; usw.). 4
5
13
38

Gicht: das wiederholte Auftreten von akuter 35
Arthritis, die meistens den großen Zeh zuerst be- 48
fällt. Das Hauptsymptom sind leichte bis quälende 58
Schmerzen im Grundgelenk des großen Zehs. 74
Manchmal kann man Kristallisationen an den Ohrknorpeln finden. Gicht wird durch eine fehlerhafte Umwandlung von Harnsäure hervorgerufen und kann durch zu üppige Ernährungsweise und übermäßigen Genuß alkoholischer Getränke ausgelöst werden.

Gleichgewichtsstörung (siehe auch: Benom- 5
menheit; Reisekrankheit; Seekrankheit; Übelkeit; 10

usw.): ein Gefühl der Benommenheit und Desorientierung, hervorgerufen durch eine Störung des Gleichgewichtssinnes und der Balancemechanismen des Körpers. Gleichgewichtsstörungen können symptomatisch für eine Krankheit oder eine körperliche und/oder psychische Störung sein.

24, 38, 47, 65, 67, 69, 77, 78, 98, 99

Gonorrhoe (siehe auch: Geschlechtsorgane; usw.): eine Geschlechtskrankheit, die vor allem die Schleimhäute des Urogenitaltraktes und/oder des Rektums befällt. Manchmal ist auch das Auge mitbetroffen. Zu den Symptomen gehören Schmerzen beim Wasserlassen, Sickern von Eiter aus dem Harntrakt und verschiedene urogenitale Infektionen. Gonorrhoe wird vorwiegend durch Geschlechtsverkehr verbreitet. *Sofortige ärztliche Hilfe ist notwendig*, sowohl für die Behandlung, als auch um die Weiterverbreitung der Krankheit einzudämmen.

19, 20, 68, 72, 83

Grauer Star: siehe Star, grauer.

Grippe: siehe Erkältungen und Grippe

Gürtelrose (herpes zoster): eine besonders schmerzhafte Infektion des Zentralnervensystems. Symptome sind Hautausschlag und Nervenschmerzen, besonders im Bereich der Taille. Gürtelrose tritt meistens bei Menschen auf, die älter als fünfzig Jahre sind.

114

Hämorrhoiden (siehe auch: Mastdarm; Schmerzen; usw.): eine vergrößerte oder ausgedehnte Vene in der unteren Rektal- und/oder Analwand. Komplikationen können in Form von Entzündungen, Blutungen, Schmerzen und/oder Jucken und möglichen Blutgerinnselbildungen (Thrombosen) auftreten. Auf Dauer können Hämorrhoiden gewöhnlich nur durch Veränderung der Ernährung, der Hygiene und/oder der geistigen Haltung geheilt werden.

5 bei Schmerzen
8
65
72 bei blutenden Hämorrhoiden
83
99

Hals und Nacken (siehe auch: Halsverrenkung; usw.).

1
2
13
21
23
25
29
35
43
47
50
80 B
98
100
103
104
106
116

Halsschmerzen: siehe Erkältungen und Grippe; Rachen; usw.

Halsverrenkung (siehe auch: Hals und Nacken; Schmerzen; usw.): eine Verletzung, die eintreten kann, wenn das Genick plötzlich nach vorne oder nach hinten gerissen wird, wie zum Beispiel bei einem Autounfall. *Sofortige ärztliche Hilfe ist notwendig.*

1
2 bei Schmerzen in der Schulter
5 bei Schmerzen
13
25

Hand (einschl. Finger – siehe auch: Arm; Handgelenk; Unterarm; usw.).

4
10
12 einschließlich Finger
13
18 besonders Daumen
26 bei eingerissenem oder gequetschtem Fingernagel
38
40 einschließlich Handgelenk
61
77
79

Handgelenk (siehe auch: Hand, Unterarm).

1
4
18
40

Harnblase (siehe auch: Blasenentzündung; Harn- 3
röhrenverengung; Urogenitaltrakt; usw.): ein Zu- 24
stand, bei dem die Nieren zwar weiterhin Urin pro- 54
duzieren, die Blase jedoch nur kleine Mengen auf
einmal ausscheidet – oft von starken brennenden
oder stechenden Schmerzen begleitet. Dies kann
auf eine Blockierung und/oder eine Krankheit zu-
rückzuführen sein.

Harnkontrollzentren (siehe auch: Blasenentzün- 24
dung; Harnröhrenverengung; Urogenitaltrakt; 25
usw.): um vorübergehend den Harndrang zu lin-
dern (bis zu einer halben Stunde). Diese Technik
kann in Situationen hilfreich sein, wo Toiletten
nicht sofort erreichbar sind, wie zum Beispiel
beim Autofahren, usw.

Harnröhrenverengung (siehe auch: Blasenent- 17
zündung; Gonorrhoe; Harnkontrollzentren; usw.): 35
ein Zustand, bei dem die Nieren fortwährend Urin 36
ausscheiden, die Blase jedoch nur kleine Mengen 59
davon freigibt. Oft ist es von starken brennenden 68
oder stechenden Schmerzen begleitet. Die Harn- 69
röhrenverengung kann auf eine Blockierung und/ 99
oder eine Krankheit zurückzuführen sein.

Haut (siehe auch: Akne; Eiterbläschen und Ekze- 2
me; Hautausschlag; Wunden; usw.). 3
4
27
28
40

Hautausschlag: siehe Haut; Masern; Miliaria; Nesselsucht; usw.

Heiserkeit: siehe Erkältungen und Grippe; Rachen; usw.

Hepatitis: siehe Leberentzündung.

Herpes simplex: siehe Fieberbläschen.

Herpes zoster: siehe Gürtelrose.

Herz: (siehe auch: Angina pectoris; Brust; Herzan- 1
fall, Herzschlag, Herzversagen; usw.). 4
10
13
15
40
46
76
77
81

Herzanfall, Herzschlag, Herzversagen (siehe 4
auch: Angina pectoris; Brust; Herz; Herzjagen; 10
Herzstillstand; Schmerzen; usw.): eine größere 13 15
Störung des Herzens, die entweder durch die 39
Blockierung eines Herzkranzgefässes (Herzan- 40
fall), oder durch unzureichende Pumptätigkeit 46
des Herzens (Herzversagen) ausgelöst wird. Zu 76 quetschen, kneifen, lebhaft schütteln
den Symptomen eines Herzanfalls gehören u.a. starker Schmerz oder ein einschnürendes Druckgefühl hinter dem Brustbein (Sternum), Angst, Kurzatmigkeit, starkes Schwitzen, Übelkeit und/oder Erbrechen. Der Schmerz kann zuerst auf der linken Seite des Oberkörpers auftreten, bevor er in die Brust wandert. Symptome eines Herzversagens sind u.a. Ödeme (Anschwellen der Hände und Füße), eine blau-rote Verfärbung der Haut, der Lippen, Fingernägel, Ohren, usw., Brustschmerzen, Angst und Kurzatmigkeit, besonders im Liegen. *Sofortige ärztliche Hilfe ist notwendig.* Der Betroffene soll weder Nahrungsmittel noch Wasser zu sich nehmen, sobald eine Störung des Herzens vermutet wird.

Herzenge: siehe Angina pectoris.

Herzjagen (siehe auch: Angst; Herz; Hysterie; 9
usw.): ein Zustand, in dem die Zahl der Herzschlä- 15
ge plötzlich und dramatisch ansteigt. Ein Anfall 37 42
kann Minuten oder Tage andauern, und so plötz- 60
lich aufhören, wie er begonnen hat. Es kann mit 81
einer Herzkrankheit zusammenhängen, jedoch nicht unbedingt. Es können Schmerzen auftreten

oder auch nicht. *Sofortige ärztliche Hilfe ist notwendig.*

Herzschmerzen, anfallartige: siehe Angina pectoris.

Herzstillstand (siehe auch: Herzanfall; Herzversagen; usw.): Achte vor allem darauf, daß der Betroffene nicht *erstickt.* Ein Herzstillstand ist eine Notfallsituation, in der das Herz aufhört zu pumpen (sich zusammenzuziehen), oder so langsam wird, daß keine ausreichende Menge Blut durch die Blutgefäße wandert. Symptome sind u.a. plötzliche Bewußtlosigkeit, nur sehr schwacher oder gar kein Puls, fehlender Herzschlag, Ausbleiben der Atmung. Ji-Jiu – Druckpunktmassage ersetzt nicht herkömmliche westliche Erste Hilfe- oder Notfallmaßnahmen. *Sofortige ärztliche Hilfe ist notwendig.* Notiere den genauen Zeitpunkt des Herzstillstandes. Dies wird für den Arzt von großer Bedeutung sein.

8
76 kurz drücken und pumpen; danach siehe Herzanfall, Herzversagen

Heuschnupfen: siehe Allergien, unspezifische; Augen; Nieskontrollzentren; Schnupfen; usw. Heuschnupfen ist ein umfassender Begriff, der eine Gruppe lose verknüpfter allergischer Reaktionen beschreibt, die durch den Blütenstaub verschiedener Blumen oder Gräser ausgelöst werden.

Hexenschuß (siehe auch: Ischias; Rücken, unterer und/oder oberer; Schmerzen; usw.): Schmerzen im unteren bis mittleren Teil des Rückens.

1
3
5
7
9
11
13
19
24
38
49
65
111

Hirnhautentzündung (Meningitis): eine Entzün- 12
dung der Gehirnhäute und/oder der Rückenmarkshäute, die durch verschiedene Faktoren verursacht sein kann. Es gibt mehrere Arten von Meningitis, von denen zumindest eine anstekkend ist. Symptome für Meningitis können Kopfschmerzen, Schmerzen, die in den Nacken ausstrahlen, Genickstarre, Erbrechen und Übelkeit, Heiserkeit, eine Infektion der oberen Luftwege, Schmerzen im Augenbereich, hängende Augenlider, usw. sein. *Eine sehr ernste Krankheit, sofortige ärztliche Hilfe ist dringend erforderlich.*

Hitze (Körper ist zu heiß): siehe Erschöpfung, körperliche und/oder geistige; Sonnenbrand; Sonnenstich; Überhitzung; usw.

Hoden und Hodenquetschung (siehe auch: Ge- 5
schlechtsorgane; Schmerz; usw.): Eine Hoden- 7 9
verletzung ist Ursache für eine der stärksten und 48
qualvollsten Schmerzempfindungen, die der 58 bei schwerer
männliche Körper erfahren kann. Selbst eine Verletzung
leichte Hodenverletzung kann zu einem vollkom- 72
menen Zusammenbruch führen.

Höhenkrankheit: schweres, mühsames Atmen, 47
Kopfschmerzen, Schwindel und andere Reaktio- 82
nen, die von einem Sauerstoffmangel, verursacht durch einen niedrigeren atmosphärischen Druck, herrühren. In ernsten Fällen kann der Tod eintreten. In weniger ernsten Fällen können die Nachwirkungen bis zu 48 Stunden dauern und schließen Kopfschmerzen, Übelkeit, Erbrechen und Lethargie ein. Es wird dringend empfohlen, in eine Höhenlage mit normalerem atmosphärischem Druck zurückzukehren und das Zellgewebe mit mehr Sauerstoff zu versorgen. *Sofortige ärztliche Hilfe ist notwendig.*

Hoher Blutdruck: siehe Blutdruck, hoher.

Hüfte (siehe auch: Gesäß, usw.).

5
7
9
41
50
63
67

Hungerkontrollzentren: diese Punkte können nicht anstelle einer regulären Diät angewendet werden, sondern dienen nur dazu, dir zeitweilig über Hunger hinwegzuhelfen, bis wieder Lebensmittel verfügbar sind.

7
9
93

Husten (siehe auch: Bronchitis; Erkältungen und Grippe; usw.): diese Erscheinung kann eine Reihe von Ursachen haben und Symptom für viele Leiden sein.

1
4
9
10
11
18
20
23 bei trockenem Husten
44
48
55
61
64
65
81
97
107

Hypoglykämie: siehe Unterzuckerung.

Hysterie (siehe auch: Angst; Angstkontrollzentren; usw.): eine panikartige, starke Angst, zu deren Symptomen Schweißausbrüche, Herzjagen, Anspannung und Müdigkeit, Irrationalität, Entsetzen vor etwas unbestimmten und die Furcht vor bevorstehenden Unglücksfällen, usw. gehören können. Während Hysterie bei Kindern vor und während der Pubertät häufig auftritt, kann sie bei Erwachsenen ein Zeichen für Störungen ernsterer Natur sein. *Sofortige ärztliche Hilfe ist notwendig.*

15
34
69
99
außerdem: mehrere Minuten lang kräftig die Hände massieren

Infektion: die „Invasion“ des Körpers durch verschiedene Organismen wie zum Beispiel feindliche Bakterien oder Viren. 113

Insektenstiche: siehe Bisse, Mensch oder Tier und Insektenstiche; Stiche, Bienen und Wespen.

Insulin, Reaktion auf: siehe Zuckerkrankheit.

Ischias (siehe auch: Bein; Gesäß; Hexenschuß; Hüften; Schmerzen; usw.): Schmerzen und Empfindlichkeit entlang des Ischiasnervs, der vom unteren Rücken bis zum Fuß verläuft.
3
5
7
9
19
24
41
57
63
80 B
83

Kälte, Frieren (Körper ist zu kalt): siehe Wärmekontrollzentren.

Kater (siehe auch: Blähungen; Verdauungsstörungen; Vergiftung; usw.): Die unangenehmen Nachwirkungen von Drogen- oder Alkoholmißbrauch. Zu seinen Symptomen gehören Übelkeit, Kopfschmerzen, Verdauungstörungen, Durchfall usw.
7
9
46

Kehlkopfentzündung (siehe auch: Atemnot; Bronchitis; Erkältungen und Grippe; Rachen; usw.): eine Entzündung des Kehlkopfs, die Heiserkeit erzeugt oder die Stimmbildung überhaupt verhindert. Sie mag chronisch sein oder akut und kann verschiedene Faktoren als Ursache haben.
1
11
12
13
56

Keuchen: siehe Asthma.

Kiefernhöhlenentzündung: siehe Nasennebenhöhlenentzündung.

Klaustrophobie und Klaustrophilie (siehe auch: Angst; Hysterie; Nervosität; usw.): eine außergewöhnliche Angst (Klaustrophobie) oder ein außergewöhnliches Verlangen (Klaustrophilie), in einem kleinen, dicht abgeschlossenen Raum zu sein. 18

Knie (siehe auch: Bein; Fuß; Oberschenkel; usw.). 3
57
62
63

Knochen: Dieser Punkt wird regelmäßig angewendet, um ein schnelles und gutes Zusammenwachsen gebrochener Knochen zu unterstützen. 42

Knochenverrenkung: Die Verrenkung kann oft durch ungewöhnliches Hervortreten von Knochen erkannt werden oder durch den abnormen Winkel, in dem sie zueinander stehen, besonders bei Kugelgelenken wie z.B. dem Schultergelenk. Das Wiedereinrenken von Knochen sollte von niemandem versucht werden, der nicht damit vertraut ist. Stattdessen soll man das ausgerenkte Glied bandagieren oder so am Körper festbinden, daß es sich nicht bewegt. Ji-Jiu – Druckpunktmassage ersetzt nicht herkömmliche westliche Erste Hilfe- oder Notfallmaßnahmen. 13

Knöchel (Fußgelenk): siehe Fuß.

Kohlenmonoxydvergiftung: siehe Vergiftung, Kohlenmonoxyd.

Kollaps: siehe Erschöpfung; psychische Störungen; Schock; usw.: Durch körperliche und/oder psychische Belastungen hervorgerufene starke Depression oder Erschöpfung. *Sofortige ärztliche Hilfe ist notwendig.*

Kopf (siehe auch: Auge; Gesicht; Hals und Nacken; Halsverrenkung; Kopfschmerzen; Mund; Ohr; usw.): Jede Verletzung des Kopfes ist poten- 1
2
4

tiell gefährlich. Man sollte sorgfältig auf Anzeichen für einen Schock oder eine Gehirnerschütterung achten. Man muß mit der Möglichkeit eines Schädelbruchs rechnen, besonders wenn die Pupillen unterschiedlich groß sind, oder wenn Blut aus Nase, Ohren und/oder Mund fließt. Halte den Verletzten ruhig. *Sofortige ärztliche Hilfe ist notwendig.*

9	
10	
12	
13	
15	
21	
69	
88	
97	bei akuter Lebensgefahr
103	
105	

Kopfschmerzen (siehe auch: Kopf; Migräne; Schmerzen; usw.): kann ein Symptom für viele Störungen und Krankheiten sein. Wenn die Kopfschmerzen anhalten oder häufig wiederkehren, ist ärztliche Hilfe angebracht.

1	
4	
5	
9	
10	
12	
13	
15	bei Kopfschmerzen mit Angst und Sorge
17	
38	
59	
64	
67	
68	
69	Scheitel
75	
81	
87	bei geistiger Anstrengung
98	
99	
101	bei starken Kopfschmerzen
106	

Kräfteverlust: siehe Bioenergiekontrollzentren; Vitalitätskontrollzentren; usw.

Krämpfe (siehe auch: Epilepsie und epileptische Anfälle; Krämpfe bei Kindern; usw.): allgemeines, unwillkürliches Zusammenziehen und Zucken der Muskeln, das dramatisch und äußerst heftig ausfallen kann und gewöhnlich in einem Zustand der Bewußtlosigkeit auftritt.

Ji-Jiu – Druckpunktmassage ersetzt nicht herkömmliche westliche Erste Hilfe- und Notfallmaß-

12	bei hellrotem Gesicht und trockenen Augen
32	bei epileptischem Anfall
33	bei heftigen Darmkrämpfen; bei feuchten Augen

nahmen. Die wichtigste Erwägung ist die, wie man den Betroffenen vor Selbstverletzung bewahren kann. *Sofortige ärztliche Hilfe ist notwendig.*

34 bei hysterischen Krämpfen; bei bleichem Gesicht

Krämpfe bei Kindern (siehe auch: Epilepsie und epileptische Anfälle; Krämpfe; usw.): Krämpfe sind bei Kindern nichts Ungewöhnliches. Hohes Fieber ist einer der häufigsten Auslöser dafür. In manchen Fällen simulieren Kinder Krämpfe, um Aufmerksamkeit auf sich zu ziehen, besonders wenn sie vorher schon einmal Krämpfe hatten. Neben den angegebenen Punkten soll man auch die Ohrläppchen des betroffenen Kindes massieren. *Sofortige ärztliche Hilfe ist notwendig.*

5
35
70
99

Krämpfe, Menstruations-: siehe Regelblutung.

Krampfadern: Die Ji-Jiu – Druckpunktmassage findet hier keine Anwendung.

Krebs und krebsartige Wucherungen: Die Ji-Jiu – Druckpunktmassage findet hier keine Anwendung.

Kreislaufschock (siehe auch: Bewußtlosigkeit; usw.): ein allmählicher oder plötzlicher Zusammenbruch der Funktion des Kreislaufsystems, wodurch in zunehmendem Maß weniger Blut in die äußeren Gewebe des Körpers gelangt. *Der Kreislaufschock ist auf keinen Fall mit einem Elektroschock zu verwechseln.*

10
15
18
21 bei schwerem Schock
69 Schläge mit dem Knöchel, zwölf mal
103
115

Ein Opfer des Kreislaufschocks kann halb oder ganz bei Bewußtsein oder völlig bewußtlos sein. Es kann reagieren oder auch nicht, aber seine Wahrnehmungsfähigkeit ist gewöhnlich vermindert und der Betroffene erscheint stumpf und apathisch. Schmerzen können auftreten, müssen aber nicht. Durst kann ein Anzeichen für diesen gefährlichen Zustand sein, besonders wenn er von anderen Symptomen begleitet wird. Der Puls ist gewöhnlich schwach und schnell. Oft tritt Hyperventilation auf. Ein Kreislaufschock kann töd-

lich verlaufen. *Sofortige ärztliche Hilfe ist notwendig.*
Ein Kreislaufschock ist ein Anzeichen für eine tiefer liegende Ursache, zum Beispiel eine Gewebeverletzung, oder – weniger häufig – für eine Krankheit. Er kann unmittelbar oder auch mehrere Stunden nach Traumen oder Verletzungen auftreten und durch ein traumatisches Erlebnis, übermäßige Kälte, Schmerzen, Blutverlust oder nicht erkennbare Ursachen ausgelöst werden. Der Betroffene muß vor allem warm gehalten werden, damit der Kopf ausreichend mit Blut versorgt wird. Ji-Jiu – Druckpunktmassage ersetzt nicht herkömmliche westliche Erste Hilfe- oder Notfallmaßnahmen.

Kropf: eine Vergrößerung der Schilddrüse.

63

Lähmung (siehe auch: Gefühllosigkeit, körperliche; usw.): Verlust der Wahrnehmung und Funktion der Muskeln, der auf eine Verletzung des Nervensystems und/oder Zerstörung der Nervenbahnen durch Krankheit zurückzuführen ist. Teilweise oder vollständige Lähmung kann sogar durch psychische Schwierigkeiten und Krankheitszustände wie Hysterie ausgelöst werden. Von einer Lähmung können einzelne Partien des Körpers oder eine Hälfte oder beide Seiten befallen werden. *Sofortige ärztliche Hilfe ist notwendig.*

4 bei Kindern
23
41
50
63
72 untere Gliedmaßen
75
89 bei Gesichtslähmung
95
98 bei halbseitiger Lähmung
99 bei halbseitiger Lähmung

Lähmung bei Kindern: siehe Lähmung.

Lampenfieber: siehe Angst; Nervosität; usw.

Lebensmittelvergiftung: siehe Vergiftung durch Lebensmittel.

Leber (siehe auch: Gallenblase; Gelbsucht; Milz und Bauchspeicheldrüse; Verdauungsstörungen; usw.): die größte Drüse, bzw. das größte Stoffwechselorgan im Körper. Ihre Funktionen sind noch nicht vollständig geklärt, aber sie spielt eine

17
35
66
93
94

wichtige Rolle beim Verdauungsprozeß. Symptome einer Leberstörung können Schmerzen und/oder Beschwerden hinter den untersten Rippen sein. Manchmal werden sie mit Störungen der Gallenblase verwechselt.

Leberentzündung: siehe Leber. Eine Entzündung der Leber ist gefährlich und kann ansteckend sein. *Sofortige ärztliche Hilfe ist notwendig.*

Leistenbruch: siehe Bruchleiden.

Lethargie: siehe Bioenergiekontrollzentren; Schlafkontrollzentren; Vitalitätskontrollzentren; usw.

Lippen (siehe auch: Gesicht; Kopf; Mund; usw.). 13

Lungen (siehe auch: Atmungsapparat; Bronchitis; 1
Brust; usw.). 97
107

Lungenentzündung (siehe auch: Brust; Rippen- 1
fellentzündung; usw.): Eine Entzündung der Lun- 9
genbläschen. Es gibt eine Reihe verschiedener 11 13
Formen der Lungenentzündung und jede davon 61
stellt potentiell eine gefährliche Bedrohung dar. 84
Lungenentzündung ist oft die Komplikation ande- 107
rer Störungen oder Krankheiten. Erkältungen und Grippe, chronischer Alkoholismus, Unterernährung, Entkräftung und Fremdkörper im Atemtrakt sind nur einige der möglichen Ursachen, die zu dieser Erkrankung führen können.
Obwohl Lungenentzündung sowohl bakteriellen als auch nichtbakteriellen Ursprungs sein kann, unterscheiden sich die Symptome nicht. Es sind unter anderem Schüttelfrost, stechende Schmerzen auf einer oder beiden Seiten der Brust, Husten mit rosafarbenem bis rostrotem Auswurf, Fieber und Kopfschmerzen, usw. *Sofortige ärztliche Hilfe ist notwendig.*

Magen (siehe auch: Bauch, oberer; Gallenblase; Magendarmkanal; Verdauungstörungen; usw.): dieses ausgedehnte Organ des Magendarmkanals liegt direkt unter dem Zwerchfell.

2
7
9
10
62
79
95

Magendarmkanal (siehe auch: Bauch, oberer; Blähungen; Magen; Unterleib; Verdauungsstörungen; usw.): der Magen und die Darmteile des Verdauungstrakts.

7
9
13

Magengeschwüre: siehe Geschwüre der Verdauungsorgane.

Malaria (siehe auch: Fieberkontrollzentren; Schweißkontrollzentren; usw.): eine im allgemeinen chronische, immer wiederkehrende Krankheit, die von Fieber, unwillkürlichen Krämpfen, Schüttelfrost, Schweißausbrüchen, usw. begleitet wird.

20
33
38
88
93
96

Mandelentzündung (siehe auch: Rachen; usw.): Die Mandeln sind kleine Drüsen im hinteren Rachenraum. Zu den Symptomen der Mandelentzündung gehören Schüttelfrost, Halsschmerzen, schnell steigendes Fieber, Schluckbeschwerden, steifer Nacken, usw.

3
4
12
13
38
46
79
84

Masern: eine akute, ansteckende Krankheit, die sich im Anfangsstadium durch Entzündung der Schleimhäute von Augen und Atemwegen, danach, nach drei oder vier Tagen, durch Auftreten von Hautausschlag zeigt. Typischerweise erscheint der Ausschlag zuerst hinter den Ohren, auf dem Gesicht, auf der Brust und/oder auf dem Bauch. Husten mit gleichzeitig auftretender Bindehautentzündung und/oder winzige grau-weiße Fleckchen mit rotem Hof auf den Schleimhäuten der Mundhöhle lassen auf Masern schließen. Während der Krankheit die Augen vor hellem Licht schützen.

44 nach Auftreten des Ausschlags

Mastdarm (Rektum – siehe auch: Gonorrhoe; 5
Hämorrhoiden; Magendarmkanal; usw.): der letz- 24
te Teil des Dickdarms, der in den After mündet. 65

Meningitis: siehe Hirnhautentzündung.

Menstruation: siehe Regelblutung.

Menstruationskrämpfe: siehe Regelblutung.

Migräne (siehe auch: Kopfschmerzen; usw.): be- 1
sonders starke Kopfschmerzen, die von Ernäh- 13
rungswissenschaftlern oft mit Leberfunktionsstö- 17
rungen in Zusammenhang gebracht werden. Sie 18
ist durch regelmäßig wiederkehrende und jäh ein- 66
setzende Schmerzanfälle gekennzeichnet, die 101
sich oft auf den Bereich eines oder beider Augen 106
konzentrieren und von anderen schmerzhaften,
unangenehmen Symptomen begleitet werden
können. Erbrechen, Übelkeit, Appetitverlust und
Schwächegefühl sind nicht ungewöhnlich.

außerdem: die innere Seite der großen Zehe (die zur zweiten Zehe zeigt) und/oder die Ohrläppchen massieren.

Miliaria (Frieselausschlag – siehe auch: Haut; 2
Nesselsucht; usw.): eine Entzündung der Haut, 9
deren Wundstellen aus wässrigen Bläschen be- 13
stehen, die gewöhnlich in den Hautfalten zu finden sind. Sie wird von Prickeln und Jucken begleitet und tritt meistens im Sommer oder in den Tropen auf.

Milz und Bauchspeicheldrüse (siehe auch: Gal- 9
lenblase; Leber; Magen; Zuckerkrankheit; usw.): 93
die Milz ist die größte Lymphdrüse des Körpers 109
und liegt im linken oberen Bauchraum, hinter der linken Seite des Brustkorbs. Unmittelbar neben der Milz liegt hinter dem Magen die Bauspeicheldrüse, welche Insulin, usw. produziert.

Moskitostiche: siehe Bisse, Mensch oder Tier, und Insektenstiche.

Müdigkeit, anhaltende (siehe auch: Bioenergiekontrollzentren; Erschöpfung, körperliche und/oder geistige; Vitalitätskontrollzentren; usw.): Mattigkeit und fehlende Energie, die durch körperliche und/oder geistige Anstrengung hervorgerufen wird. Obgleich sie im allgemeinen weniger ernst ist als Erschöpfung, ist sie dennoch ein substantieller, wenn auch vorübergehender Verlust der Kräfte.	9 21 54 97	
Mumps: eine akute, schmerzhafte und ansteckende Virenerkrankung. Seine Symptome sind gewöhnlich eine Vergrößerung einer oder beider Speicheldrüsen – besonders der Ohrspeicheldrüse, die vor und unterhalb des Ohres liegt. Es können allerdings auch andere Gewebe wie zum Beispiel Hoden, Bauspeicheldrüse, usw. befallen sein.	4 13 33 89	
Mund (siehe auch: Gesicht; Kopf; Lippen; Unterkiefer; Zahnbehandlung; Zahnfleischentzündung; Zahnschmerzen; Zunge; usw.).	13 20 65 102	 bei wunden Stellen im Mund
Muskelkrämpfe (siehe auch Schmerzen; usw.): schmerzhafte, unwillkürliche Kontraktionen von Muskeln irgendwo im Körper.	17 35 57 62 65	bei nächtl. Beinkrampf bei nächtl. Beinkrampf bei nächtl. Beinkrampf
Muskeln (siehe auch: Muskelkrämpfe; Muskelzerrungen; Verstauchungen; usw.).	62	
Muskelzerrungen (siehe auch: Muskeln; Schmerzen; Verstauchungen; usw.): Muskelzerrungen ähneln sehr den Verstauchungen, außer daß sie gewöhnlich weiter vom Gelenk entfernt auftreten. Bei Muskelzerrungen sind die Muskelfasern zu weit gestreckt worden und sind manchmal sogar eingerissen.	5 62	bei Schmerzen

Nacken: siehe Hals und Nacken.

Nahrungsmittelvergiftung: siehe Vergiftung durch Lebensmittel.

Nasenbluten: eine Blutung in der Nase, die unbedeutend und von kurzer Dauer sein oder mit ernsteren Störungen, wie Gehirnerschütterung, zusammenhängen kann.	1 3 13 23 32 60 74 79 81 82 98 100 106	
Nasennebenhöhlenentzündung (siehe auch: Kopfschmerzen; Schnupfen; usw.): Eng verbunden mit der Nasenhöhle sind die Nasennebenhöhlen (Stirn-, Siebbein-, Keilbein- und Kieferhöhlen). Sie können sich im Zusammenhang mit einer Erkältung des Kopfes entzünden. Wenn ein Ji-Jiu – Druckpunkt angeregt wird, können Schleimansammlungen sich auflösen und abfließen.	1 12 13 46 80 112	 B
Nervenschmerzen (siehe auch: betroffene Bereiche wie Arm, Hand, usw.; Schmerz; usw.): schmerzhafte Empfindlichkeit oder kurze, stechende Schmerzen entlang einer Nervenbahn.	5	bei Schmerzen
Nervosität (siehe auch: Angst; Angstkontrollzentren; psychische Störungen; usw.): Ein Zustand psychischer und/oder körperlicher Verwirrung, der sich im Fehlen von seelischem Gleichgewicht oder innerer Festigkeit, Ruhelosigkeit, impulsivem und/oder irrationalem Verhalten, ziellosen Aktivitäten, usw. ausdrückt.	13 17 32 35 45 99 *außerdem:*	 bei Kindern nach unten massieren die Hände massieren, besonders an den Handgelenken

Nesselsucht (siehe auch: Allergien, unspezifi- 2
sche; Haut; usw.): plötzliches Auftreten von stark 23
juckenden Quaddeln auf der Haut. Sie können auf 106
einzelne Stellen beschränkt oder auch weit über
den Körper verstreut auftreten, bleiben ungefähr
einen Tag lang und stehen gewöhnlich mit allergi-
schen Reaktionen im Zusammenhang.
In ernsten Fällen kann die Nesselsucht Schleim-
häute befallen. So können Ödeme die Schleim-
haut des Kehlkopfs anschwellen lassen und mög-
licherweise schreckliche Qualen verursachen.

Neuralgie: siehe Nervenschmerzen.

Niedriger Blutdruck: siehe Blutdruck, niedriger.

Niedriger Blutzucker: siehe Unterzuckerung.

Nieren (siehe auch: Rücken, unterer und/oder 20
oberer). 69

Nieskontrollzentren: Niesen kann ein Symptom 11
für Allergien, Erkältung, Grippe, usw. sein. Hervor- 80 B
gerufen wird es durch Reizung der Nasennerven 81
oder Überreizung der Augennerven bei grellem 115
Licht.

Oberschenkel (siehe auch: Bein; Hüfte; Knie; 3
Schmerzen): der Teil des Beins, der vom Becken 41
bis zum Knie reicht.

Ödem: siehe Wassersucht.

Ohnmacht (siehe auch: Benommenheit; Bewußt- 12
losigkeit aus unbekannter Ursache; Erschöpfung; 15 aus Angst und Sorge
Herzanfall; Herzschlag; Schlaganfall; usw.): ein 34 bei Anzeichen von Hysterie
Zustand der Bewußtlosigkeit oder Halbbewußt- 39
heit, der von einer verminderten Blutzufuhr zum 40 bei Anzeichen von Herzanfall
Gehirn herrührt. Angst, eine schockierende Nach- 54
richt oder beliebig viele andere Gründe können 68
eine Ohnmacht herbeiführen. Ji-Jiu – Druck- 115
punktmassage ersetzt nicht herkömmliche west-

liche Erste Hilfe- oder Notfallmaßnahmen. Unmittelbares Ziel ist es, dem Gehirn wieder Blut zuzuführen, entweder indem man den Betroffenen mit dem Kopf zwischen seinen Knien hinsetzt, oder indem man ihn flach hinlegt und dafür sorgt, daß sein Kopf tiefer liegt als der restliche Körper. *Sofortige ärztliche Hilfe ist notwendig.*

Ohr (siehe auch: Taubheit, plötzliche, akute).

4
13
20 bei Ohrenschmerzen
45
60 bei Ohrenschmerzen
64
89 bei feuchtem und juckendem Ohr
98 bei Ohrenschmerzen
100 bei feuchtem und juckendem Ohr

Panik: siehe Angst; Angstkontrollzentren; Hysterie; usw.

Prostata: siehe Vorsteherdrüse.

Psychische Störungen (siehe auch: Angst; Angstkontrollzentren; Hysterie; usw.): Anzeichen für psychische Störungen können von leichter Depression über Wut, Irrationalität bis zu Selbstmordversuchen reichen. Nach der östlichen Theorie hängen psychische Störungen immer mit Organfunktionen zusammen und sind ein weiterer Hinweis darauf, daß Gleichgewicht und Harmonie der Bioenergie im Körper gestört sind.

9 bei Depression
16
31 bei Irrationalität
32 bei Selbstmordtendenzen
47 bei Depression
62 bei Irrationalität
76 bei Depression
79
95
96
98 bei Selbstmordtendenzen
99

Pusteln: siehe Eiterbläschen und Ekzeme.

Rachen (siehe auch: Erkältungen und Grippe; Mandelentzündung; usw.).

1
4
11
12 Hauptpunkt
13
18
20
65

Raucher-Kontrollzentren: Um dich vorübergehend von dem Verlangen nach Tabak zu befreien, solltest du als erstes so langsam wie möglich zehn lange, tiefe Atemzüge machen (durch die Nase ein- und durch die gespitzten Lippen ausatmen). Oft ist der Impuls, sich eine Zigarette anzuzünden, ein subtiler Ausdruck des Körpers für das Verlangen nach Luft. Viele Raucher atmen nur dann richtig und tief, wenn sie rauchen. Neben der Ji-Jiu – Druckpunktmassage kann auch das Ziehen und Drücken an den Ohrläppchen hilfreich sein. Wenn Du versuchst, das Rauchen aufzugeben, meide den Genuß von Alkohol oder Süßigkeiten, da beide das Verlangen nach Rauchen auslösen können.

7
9
10
11
31
97

Rauchvergiftung: siehe Ersticken.

Regelblutung (Menstruation – siehe auch: Geschlechtsorgane; Schmerzen; Unterleib; usw.).

6
7
8
10
14
16
27
35
68 bei übermäßigem Regelausfluß
87 bei Schmerzen und Spannungen vor der Regel

Reisekrankheit (siehe auch: Benommenheit; Magen; Schwindel; Seekrankheit; Übelkeit; usw.): Vermeide bei jeder Art von Reisekrankheit (in Autos, Flugzeugen, Zügen, usw.) den Genuß von Alkohol.

7
9
10
31

Rektum: siehe Mastdarm.

Rheumatismus: Die Ji-Jiu – Druckpunktmassage findet hier keine Anwendung.

Rippenfellentzündung (siehe auch: Brust; Lungenentzündung; Schmerzen; usw.): eine Entzündung der inneren Brusthöhle, manchmal von Infektionen der Lungen und/oder des Brustbereichs begleitet. Die ersten Anzeichen sind leichte oder starke Schmerzen beim Atmen. Rippenfellentzündung ist gewöhnlich ein Symptom für eine zugrundeliegende ernstere Störung. *Sofortige ärztliche Hilfe ist notwendig.*	1 4 10 13 23 58 61 76 84 92 96

Rücken, unterer und/oder oberer (siehe auch: Hexenschuß; Ischias; Schmerzen; usw.).	3	zusammen mit 5
	5	unterer Rücken
	7	unterer Rücken
	9	unterer Rücken
	29	oberer Rücken
	38	
	47	
	51	58
	58	unterer Rücken
	61	
	69	unterer Rücken
	70	unterer Rücken
	80	B
	83	oberer Rücken
	103	oberer Rücken
	116	oberer Rücken

Ruhelosigkeit (siehe auch: Angst; Angstkontrollzentren; Kreislaufschock; psychische Störungen; Vergiftungen aller Art; usw.): ziellose Aktivität ernsthafterer Natur als diejenige, welche gewöhnlich mit Langeweile einhergeht. Oft ist Ruhelosigkeit ein Anzeichen für eine zugrundeliegende körperliche und/oder psychische Störung. *Sofortige ärztliche Hilfe ist notwendig.*	15 16 97

Ruhr (siehe auch: Durchfall; Magendarmkanal; usw.): eine sehr ansteckende Krankheit, die vor allem in tropischen, dicht besiedelten Gebieten auftritt. Die Erreger stammen aus verseuchter	7 9 10 16

Nahrung und/oder verseuchtem Wasser. Es gibt 44
verschiedene Arten von Ruhr, und zu ihren Symp- 91
tomen gehören starke Bauchschmerzen, häufiger 95
Stuhlgang (25 oder 30 mal am Tag – oder mehr), breiiger bis flüssiger Stuhl, der gewöhnlich mit Blut, Eiter und/oder Schleim durchsetzt ist. Kinder sind von dieser gefährlichen Krankheit, die oft mit Cholera verwechselt wird, am meisten betroffen. Und wie bei Cholera *ist ärztliche Hilfe dringend erforderlich.*

Schläfrigkeit: siehe Bioenergiekontrollzentren; Schlafkontrollzentren; usw.

Schlafkontrollzentren (siehe auch: Angst; Bio- 64
energiekontrollzentren; psychische Störungen; 68
Schlaflosigkeit; usw.): Das zeitweilige Verlangen 97
nach übermäßig viel Schlaf ist oft ein Symptom für ein zugrundeliegendes psychologisches Problem und/oder falsche Ernährung. Sehr selten ist es ein Anzeichen für eine der verschiedenen „Schlafkrankheiten“.

Schlaflosigkeit: Unfähigkeit zu schlafen und 6
leichte Ruhelosigkeit. Anhaltende Schwierigkei- 10
ten einzuschlafen. Oft hast du flach oder auch tief 15
geschlafen, ohne es gemerkt zu haben. 18
35
40
46
59
64
84
97

Schlaganfall: Die Folge eines Blutgerinnsels oder 10
einer Blutung im Gehirn oder einem lebenswichti- 19
gen Organ. Seine Symptome hängen von der 20 nur linke Seite, zehn Minuten später Punkt 21
Schwere der Schädigung ab. Manchmal treten Bewußtlosigkeit, schweres Atmen und/oder Lähmung einer oder beider Seiten der oberen oder unteren Körperhälfte ein. Bei Bewußtlosigkeit kann eine ungleichmäßige Erweiterung der Pupillen auftreten. Bei schwerem Atmen und Bewußt-

losigkeit besteht die Möglichkeit, daß der Betroffene an seinem eigenen Speichel erstickt. Drehe ihn auf die Seite, damit der Speichel aus seinem Mund fließen kann. *Sofortige ärztliche Hilfe ist notwendig.*

Schlag, elektrischer: Dies ist ein Notfall. Ji-Jiu – Druckpunktmassage ersetzt nicht herkömmliche westliche Erste Hilfe- und Notfallmaßnahmen. Der Betroffene muß zunächst von der Stromquelle durch Abschalten des Stroms entfernt werden, oder indem das Kabel mit einem hölzernen Besenstiel oder einem anderen nichtleitenden Werkzeug beiseitegeschoben wird. Achte besonders darauf, daß deine Hände und Füße trocken sind und du auf einer nichtleitenden Fläche stehst. *Sofortige ärztliche Hilfe ist notwendig.*

8
15 bei Angst und Ruhelosigkeit
18 bei Leichenblässe
21
115

Schlangenbiß (siehe auch: Auswirkungen eines Schlangenbisses, wie zum Beispiel Blutung; Hysterie; Kreislaufschock; usw.): Vergewissere dich zuerst einmal, ob du von einer giftigen Schlange gebissen worden bist – bzw., ob du überhaupt gebissen wurdest. Schau nach einem oder zwei Einstichen von Giftzähnen. Es kann bluten. Es werden Schmerzen und ein scharfes, stechendes Gefühl auftreten. Vergewissere dich, daß dies von einem Biß herrührt und nicht etwa von einer Verletzung, zum Beispiel durch einen Sturz.
Falls es sich tatsächlich um den Biß einer Giftschlange handelt, ist es äußerst wichtig, die Ausbreitung des Giftes im Körper zu verhindern oder zu verlangsamen:

a. Binde mit einer Aderpresse oder einer elastischen Binde zwischen der Bißstelle und dem Herzen ab. Sie soll sehr straff anliegen aber alle fünf Minuten für ein paar Minuten gelockert werden. Je näher die Aderpresse an der Bißwunde sitzt, desto besser.

b. Wenn möglich, lege eine Kompresse aus halb Wasser halb Eis auf die Wunde; die Packung sollte wesentlich größer sein als die Biß-

19 sofort, mit tiefem, starken Druck, eine Minute lang
20 nur linker Fuß, mit tiefem, starken Druck, eine Minute lang

wunde. Dies wird dazu beitragen, daß sich das Gift langsam ausbreitet und wird möglicherweise dem Körpergewebe dabei helfen, daß Gift zu absorbieren und umzuwandeln, ohne daß es ein Trauma oder einen anderen ernsthaften Schaden hervorrufen kann.

c. Wenn kein Eis vorhanden ist, ein paar Würmer zerreiben und den dadurch gewonnenen Saft auf die Bißwunde schmieren, nachdem diese mit einem sterilisierten Messer bzw. einer Rasierklinge ein wenig geöffnet wurde.

Keinen Alkohol trinken. Die Ji-Jiu – Druckpunktmassage ersetzt nicht die herkömmlichen westlichen Erste Hilfe- oder Notfallmaßnahmen. *Sofortige ärztliche Hilfe ist notwendig.*

Schleimbeutelentzündung (siehe auch: betroffene Bereiche, wie zum Beispiel Schulter, usw.): Schleimbeutel sind bindegewebige Kapseln in der Umgebung von beweglichen Gelenken, die eine schleimige Flüssigkeit (Gelenkschmiere) enthalten.

11
37

Schluckaufkontrollzentren: Besonders bei älteren Menschen steht Schluckauf oft im Zusammenhang mit verhärteten Arterien (Arteriosklerose).

6
10
31
45 nach unten massieren
95
96

Schmerzkontrollzentren (siehe auch: Kopfschmerzen; Nervenschmerzen; betroffene Körperteile, wie zum Beispiel Arm, Hand, usw.): Der Schmerz ist eines der wichtigsten Mittel des Körpers sich mitzuteilen und zu schützen. Schmerzen können an einer Stelle des Körpers auftreten, die von ihrem Ursprung weit entfernt liegt. Bei chronisch wiederkehrenden Schmerzen sollte man einen Arzt aufsuchen.

1 allgemein
3 unterer Rücken
4 Brust, Rippen
5 allgemein
7 untere Körperhälfte, Hoden, unterer Rücken, bei schmerzhafter Regelblutung
9 mittlerer und unterer Teil des Körpers
10 Arm, Achselhöhle, Schulter

Schmerzkontrollzentren *Fortsetzung*

13 Oberkörper
27 bei schmerzhafter Regelblutung
29 oberer Rücken
38 mittlerer Rücken
40 zwischen den Rippen
47 Nacken, Schultern, oberer Rücken
48 Hoden, unterer Rücken
58 Hoden, unterer Rücken
59 unterer Rücken gemeinsam mit Bauch
61 Brust, Rippen, Arm, Schulter und Leisten
63 allgemein
68 Penis, Gebärmutter
73 innere Oberschenkel, Geschlechtsorgane
75
77 allgemein
79 Hand
87 allgemein
88 Ohr
101 Auge
116 zwischen Nabel und Lenden

Schnitte: siehe Wunden; betroffene Körperteile, wie zum Beispiel Hand, usw.

Schnupfen (siehe auch: Erkältungen und Grippe; Nasennebenhöhlenentzündung; usw.): eine Entzündung der Schleimhäute in der Nasenhöhle, verbunden mit Schleimabsonderung.

1
12
13
60
75
79
98
99
106
112

Schock, emotionaler: siehe Hysterie; Ohnmacht; usw.

Schulter (siehe auch: Hals und Nacken; usw.).

1
2
4
10
11
13
21
29
35
43
47
61
72 Gelenk
103
104
106
116

Schußwunden (siehe auch: Kreislaufschock; Schmerzen; Wunden; betroffene Körperteile; usw.): Schußwunden können oft irreführend klein aussehen – mit geringer oder gar keiner Blutung – sind aber fast immer ernster als sie erscheinen. *Sofortige ärztliche Hilfe ist notwendig.* Es ist allgemein üblich, Schußwunden der Polizei zu melden. Wenn du es unterläßt, kannst du mit dem Gesetz in Konflikt geraten.

Schwäche, körperliche: siehe Bioenergiekontrollzentren; Vitalitätskontrollzentren; usw.

Schweißkontrollzentren (siehe auch: Schwitzen in der Nacht; Überhitzung; usw.): Bevor Du Ji-Jiu – Druckpunktmassage anwendest, solltest du dich ein paar Minuten lang entspannen, besonders wenn das Schwitzen die Folge von harter körperlicher Tätigkeit oder Arbeit ist.

3
13
72

Schwindel (siehe auch: Höhenkrankheit; Reisekrankheit; Seekrankheit; usw.): ein unangenehmes Gefühl des sich Drehens, des Fallens und der Desorientierung. Plötzlicher Schwindel kann ein Hinweis auf eine zugrundeliegende ernstere Krankheit sein.

10
37
38
65
77
79
81

Schwitzen: siehe Überhitzung.

Schwitzen in der Nacht (siehe auch: Schweiß- 70
kontrollzentren; usw.): während der Nacht in Schweiß gebadet sein. Dieser Zustand kann mit fiebrigen Erkrankungen oder psychischen Störungen in Zusammenhang stehen.

Seekrankheit (siehe auch: Benommenheit; 10
Erbrechen und Würgen; Reisekrankheit; Übel- 31
keit; usw.): ein leichtes bis starkes Gefühl des Unwohlseins, der Übelkeit, das oft von Erbrechen und Würgen, Benommenheit, Appetitverlust, usw. begleitet ist. Sie steht zuallererst im Zusammenhang mit den Bewegungen eines Bootes oder Schiffes, kann aber auch durch Schaukeln einer instabilen Plattform ausgelöst werden. Wenn dieser unangenehme Zustand an einem Ort, der sich in Bewegung befindet, auch mehrere Tage andauern kann, ist er doch gewöhnlich nur eine vorübergehende Erscheinung, die abklingt, sobald sich dein Gleichgewichtssinn darauf eingestellt hat oder du wieder festen Boden unter den Füßen verspürst. Keinen Alkohol trinken.

Seelische Störungen: siehe Psychische Störungen.

Selbstmordtendenzen: siehe Psychische Störungen.

Sexualorgane: siehe Geschlechtsorgane.

Skorpionstiche: siehe Stiche, Skorpion.

Sodbrennen (siehe auch: Brust; Herzanfall; Herz- 10
versagen; Schmerzen; Verdauungsstörungen; 15
usw.): ein plötzlicher, leichter bis starker, schnei- 76
dender Schmerz im Brustraum. Er kann von Rülp- 105
sen, Aufstoßen und/oder hochsteigender, saurer, gallenartiger Flüssigkeit begleitet sein.

Sonnenbrand: siehe Verbrennungen, Verbrühungen, Sonnenbrand.

Sonnenstich (siehe auch: Erschöpfung; Verbrennungen, Verbrühungen, Sonnenbrand; usw.): Bewußtlosigkeit, Bewußtseinstrübung, heiße, trokkene Haut, hohe Temperatur, Kopfschmerzen, Benommenheit, rotes Gesicht und rote Haut können Anzeichen für einen Sonnenstich sein. Bevor du mit der Ji-Jiu – Druckpunktmassage beginnst, solltest du den Betroffenen in den Schatten bringen, Kopf und Schultern leicht erhöht lagern und seine Kleidung lockern. Flöße ihm langsam kühles oder lauwarmes Wasser ein und *sorge sofort für ärztliche Hilfe.*

12
55 bei starkem Sonnenstich
82

Spinnenbisse: siehe Bisse, Spinnen.

Star, grauer: Die Ji-Jiu – Druckpunktmassage findet hier keine Anwendung.

Steifer Hals: siehe Hals und Nacken; Halsverrenkung.

Steißbein: der kleine, knochige Fortsatz am unteren Ende der Wirbelsäule.

19

Stiche, Bienen und Wespen (siehe auch: Bisse, Tier oder Mensch und Insektenstiche; Bisse, Spinnen; Kreislaufschock; usw.): Bei allen Stichen von fliegenden Insekten gilt es, zuerst den Stachel zu entfernen, indem man von hinten mit dem Fingernagel oder einem spitzen Gegenstand gegen den Stachel drückt. Nicht mit einer Pinzette herausziehen und nicht auf das kleine Kügelchen am Stachelende drücken, weil dadurch noch mehr Gift in den Einstich fließt.

20 bei geschwollener, rot und wächsern aussehender Haut; nur rechter Fuß
22 bei kalter Haut
24 bei entzündeter Haut mit kleinen Bläschen
25

Bienenstiche können tückisch sein, besonders im Falle eines massiven Angriffs durch ein Bienenvolk oder schwärmende Bienen. Letzteres kommt allerdings selten vor. Manche Menschen reagieren sehr heftig, selbst auf einen einzelnen Stich. Einige sterben sogar daran. Das Bienengift ist dem von Giftschlangen (Crotalidae-Familie) sehr ähnlich. Wenn Dir eine Allergie gegen Bienen-oder Wespenstiche bekannt ist, oder wenn nach einem Stich Anzeichen einer Krankheit auftreten, *ist sofortige ärztliche Hilfe notwendig.*

Stiche, Skorpion (siehe auch: Bisse, Tier oder Mensch und Insektenstiche; Bisse, Spinnen; Stiche, Bienen und Wespen; usw.): Im allgemeinen sind die Auswirkungen eines Skorpionstiches nicht ernst; tödlich sind sie selten. Am gefährdetsten sind Säuglinge und kleine Kinder. Wenn Anzeichen für eine Krankheit auftreten, *ist sofortige ärztliche Hilfe notwendig.*

20 bei heißer, roter, entzündeter Haut; nur rechter Fuß
22 bei kalter Haut
24

Stichwunden: siehe betroffene Körperteile; Wunden; Wundstarrkrampf; usw.

Stirnhöhlenentzündung: siehe Nasennebenhöhlenentzündung.

Stotterkontrollzentrum 84

Taubheit, plötzliche, akute (siehe auch: Ohr): totaler oder teilweiser Verlust des Gehörsinns, oft im Zusammenhang mit Entzündungen oder Wucherungen im Ohrkanal, der jedoch auch durch eine Reihe anderer Ursachen ausgelöst werden kann. *Sofortige ärztliche Hilfe ist notwendig.*

56
64
89
98
99
100
106

Tetanus: siehe Wundstarrkrampf.

Tollwut: siehe Bisse, Mensch oder Tier und Insektenstiche. Unbehandelte Tollwut verläuft meistens tödlich. *Sofortige ärztliche Hilfe ist notwendig.*

Trägheit: siehe Bioenergiekontrollzentren; usw.

Tripper: siehe Gonorrhoe.

Tumore: Ji-Jiu – Druckpunktmassage findet hier keine Anwendung.

Übelkeit (siehe auch: Benommenheit; Reise- 7
krankheit; Schwindel; Seekrankheit; Verdauungs- 9
störung; usw.): ein Gefühl des Unbehagens, das 18
von Brechreiz und einer Abneigung gegen Nahrung und/oder Flüssigkeiten begleitet wird.

Überhitzung (wenn es dir wegen einer anstrengenden Tätigkeit zu warm ist, usw. – siehe auch: Schweißkontrollzentren; Schwitzen in der Nacht): Entspanne dich ein paar Minuten lang. Dann:

- **a.** massiere die Ballen der beiden großen Zehen,
- **b.** tauche die Handgelenke in kühles Wasser,
- **c.** nimm eine warme Dusche oder ein warmes Bad. Trockne dich teilweise ab und laß die restliche Feuchtigkeit verdunsten.

Ulcus duodeni oder ventriculi: siehe Geschwüre der Verdauungsorgane.

Unterarm (siehe auch: Arm; Ellenbogen; Hand; 2
usw.). 10
12
13
18
33
37
39
72
76
77

Unterkiefer (siehe auch: Mund; Zahnschmerzen; 1
usw.). 4
5
13
56

Unterleib (siehe auch: Bauchfellentzündung; 3
Wurmfortsatzentzündung; usw.): der Bereich zwi- 7
schen Nabel und Schamgegend. Stechende 9
Schmerzen auf der rechten Seite können auf eine 10
sogenannte Blinddarmentzündung hinweisen. 14
36
50 bei heftigen Schmerzen

Unterleib *Fortsetzung*

68
73 bei geschwollenem Bauch

Unterzuckerung (niedriger Blutzuckergehalt – siehe auch: Milz und Bauchspeicheldrüse; Zuckerkrankheit; usw.): eine Erscheinung, über die wenig bekannt ist, aber Ernährungswissenschaftler glauben, daß Millionen von Menschen davon betroffen sind. Die Störung besteht darin, daß zuviel Insulin und/oder zuwenig Blutzucker vorhanden ist, was in ernsten Fällen einen Insulinschock auslösen kann. Die Symptome können denen der Zuckerkrankheit ähneln, mit der Unterzuckerung oft verwechselt wird.

4 zusammen mit 37
108

Urogenitaltrakt (siehe auch: Blasenentzündung; Harnblase; Harnkontrollzentren; Harnröhrenverengung; usw.): das System, dessen Aufgabe die Ausscheidung des Urins ist. Es umfaßt Nieren, Harnblase, Harnleiter und Harnröhre.

6
17
35
36
68

Verbrennungen, Verbrühungen, Sonnenbrand: Es gibt unterschiedliche Arten wie auch unterschiedliche Grade von Verbrennungen:

a. Thermische Verbrennungen (durch Hitzeeinwirkung): Den verbrannten Bereich in ein Eis-Wasser-Gemisch tauchen oder mit geriebener, roher Kartoffel bedecken.

b. Chemische Verbrennungen: Die Chemikalien sofort von dem Gewebe abspülen.

c. Sonnenbrand (siehe auch: Sonnenstich): Es kann helfen, den verbrannten Bereich mit Essig oder einem Aloe-Gel zu bestreichen.

Bei ernsteren Verbrennungen: Sehr viel Wasser trinken, dem ein wenig Salz und Backsoda beigefügt wurde, um die salzige Körperflüssigkeit zu ersetzen und damit die Möglichkeit eines Kreislaufschocks zu reduzieren. Im Fall von starken Verbrennungen keine Salben oder Pasten anwenden. Im Krankenhaus müßten sie dann wieder abgekratzt werden. *Sofortige ärztliche Hilfe ist notwendig.*

2
5 bei Schmerzen
24 besonders bei Sonnenbrand
27
28
75

Verdauungsstörungen (siehe auch: Blähungen; 7
Magen; Magendarmkanal; usw.): eine zeitweilige 9
Störung des Verdauungstraktes, oft verursacht 46
durch übermäßiges Essen, Alkoholmißbrauch, 108
Nervosität, usw. Zu ihren Symptomen gehören Blähungen und Beschwerden im oberen oder unteren Teil des Bauchs, usw.

Vergiftung (siehe auch: Kater; Verdauungsstö- 49
rungen; usw.): leicht oder stark, durch Mißbrauch 90 für Nachwirkungen
von Alkohol, Medikamenten oder Drogen. Ihre Symptome reichen von leichter Euphorie bis zu psychischen und/oder körperlichen Reaktionen. Die Todesfolge ist äußerst selten. Falls der Betroffene das Opfer eines Unfalls wird, ist äußerste Vorsicht geboten, da er womöglich das Ausmaß seiner Verletzungen nicht erkennt. *Sofortige ärztliche Hilfe ist notwendig.* Bei feuchtem und kaltem Wetter den Betroffenen warm halten.

Vergiftung durch Kohlenmonoxyd: Kohlenmo- 17
noxyd ist das todbringende Nebenprodukt der 18
Benzinverbrennung. Automotoren oder Acety- 78
lenfackeln, die in geschlossenen Räumen betrieben werden, sind gewöhnlich die Übeltäter. Kohlenmonoxyd entsteht aber auch durch unvollkommene Verbrennung von Holz, Kohle, usw., wenn in Öfen nicht genügend Luft Zutritt hat.
Der Betroffene muß so schnell wie möglich an die frische Luft gebracht werden, wobei er selbst sich so wenig wie möglich anstrengen soll.
Zu den Symptomen einer Kohlenmonoxydvergiftung gehören Benommenheit, starke Kopfschmerzen, schneller Puls, möglicherweise Erbrechen, pochende Schläfen, eventuelle Muskelzuckungen, erweiterte Pupillen, Schläfrigkeit, schnelles Atmen und blaue, blasse oder rosa Lippen mit blau-roten Flecken auf der Haut. Ji-Jiu – Druckpunktmassage ersetzt nicht die herkömmlichen westlichen Erste Hilfe- und Notfallmaßnahmen. *Sofortige ärztliche Hilfe ist notwendig. Verbindung mit der Vergiftungszentrale eines*

großen Krankenhauses aufnehmen.

Vergiftung durch Lebensmittel (siehe auch: Bauch; Magen; Magendarmkanal; Unterleib; Vergiftung, oral; usw.): ein breites Spektrum von Symptomen bakterieller als auch nicht-bakterieller Natur, die durch schlecht konservierte oder präparierte oder durch solche Nahrungsmittel verursacht werden können, die schon verseucht waren, bevor sie ihr natürliches Umfeld verlassen hatten (insbesondere Meeresfrüchte).
Zu den Symptomen gehören alle möglichen Reaktionen des Verdauungstraktes, aber auch mögliche Schädigungen des Zentralnervensystems. In schweren Fällen kann jedes System des Körpers in Mitleidenschaft gezogen sein oder die Vergiftung kann zum Tod führen. Symptome einer unbehandelten Lebensmittelvergiftung können mehrere Monate lang anhalten. Sie ist ein ernstes Problem. Ji-Jiu – Druckpunktmassage ersetzt nicht die herkömmlichen westlichen Erste Hilfe- und Notfallmaßnahmen. *Sofortige ärztliche Hilfe ist notwendig. Verbindung mit der Vergiftungszentrale eines großen Krankenhauses aufnehmen.*

18 bei Ruhelosigkeit, Erschöpfung, brennenden Schmerzen, Übelkeit; Gesicht ist geschwollen, bleich, kalt und schweißnaß
53
104 bei leichter bis mittelstarker Vergiftung
105 in schweren Fällen

Vergiftung, oral (siehe auch: Bauch; Magen; Magendarmkanal; Unterleib; Vergiftung durch Lebensmittel; usw.): Schnelligkeit ist äußerst wichtig bei der Behandlung von oralen Vergiftungen. Oft geht es um Leben oder Tod.
Es gibt zahlreiche Symptome für orale Vergiftungen, die von Art und Menge des Giftes abhängen (siehe die Bemerkungen zu den Punkten). Ji-Jiu – Druckpunktmassage ersetzt nicht die herkömmlichen westlichen Erste Hilfe- und Notfallmaßnahmen. *Sofortige ärztliche Hilfe ist notwendig. Verbindung mit der Vergiftungszentrale eines großen Krankenhauses aufnehmen.*

13 bei Erbrechen und Stuhlentleerung; Gesicht bleich, blau mit kaltem Schweiß bedeckt
18 bei Ruhelosigkeit, Erschöpfung, Übelkeit; Gesicht geschwollen, bleich, kalt, schweißbedeckt; Massage halbstündlich wiederholen
24 bei Brennen in der Kehle
50 bei heftigen Bauchschmerzen
51 bei Brennen im Rachen, Schluckbeschwerden; Gesicht geschwollen, bleich, elend

Vergiftung, oral *Fortsetzung* 52, 53, 77

Verletzungen: siehe Wunden. Siehe auch die betroffenen Körperteile wie zum Beispiel: Arm, Bein, Hand, usw.

Verrenkung: siehe Knochenverrenkung.

Verstauchungen (siehe auch: Muskeln; Muskelzerrungen; Schmerzen; betroffene Stellen wie Fuß, Handgelenk, usw.): Verletzungen des weichen Gewebes, das die Gelenke umgibt. Verstauchungen treten gewöhnlich auf, wenn das Gelenk stärker beansprucht wird als es aushalten kann. Halte den verstauchten Körperteil frei von Belastungen, da manchmal Bänder, Muskeln und/oder Blutgefäße des betroffenen Bereichs gezerrt oder teilweise gerissen sein können. 5 bei Schmerzen, 41, 54, 62

Verstopfung (siehe auch: Magendarmkanal): ein Zustand, in dem sich die Gedärme unregelmäßig oder nur unter großen Schwierigkeiten bewegen. Sie kann chronisch sein oder akut und steht im Zusammenhang mit einer großen Anzahl von körperlichen oder psychischen Störungen. 6, 7, 8, 34, 48, 62, 65, 67, 68, 71, 95

Vitalitätskontrollzentren (siehe auch: Atemkontrollzentren; Bioenergiekontrollzentren): Vitalität ist aggressive Energie, Entscheidungskraft, Ausdauer und „Willenskraft". 62, 65, 108

„Vom Teufel besessen" (siehe auch: Psychische Störungen; usw.): In Kulturen oder Subkulturen, die an eine Besessenheit vom Teufel glauben, werden Änderungen des Verhaltens (zum Unangenehmen hin), antisoziale Handlungsweisen, schnelle Veränderungen der körperlichen Er- 78 scheinung, usw. als Zeichen einer solchen Besessenheit gewertet. Kurz, jede Art der abrupten Veränderung im Handeln und/oder der Erscheinung, die es selbst alten Freunden schwer macht, den Betroffenen wiederzuerkennen, ist verdächtig. Die klassiche Schizophrenie, Gehirntumore und zahlreiche andere psychische und/oder körperliche Störungen können ähnliche Symptome zeitigen.

Vorsteherdrüse (Prostata – siehe auch: Ge- 6
schlechtsorgane; usw.): das Organ im männli- 7
chen Körper, das den Hals der Harnblase um- 8 9
schließt. Anzeichen für Störungen der Vorsteher- 19
drüse sind unter anderem häufig Jucken und 20
Brennen im vorderen Teil der Harnröhre, beson- 24
ders am Morgen, und Schmerzen in der Leisten- 72
gegend und/oder im unteren Teil des Rückens.

Wärmekontrollzentren (siehe auch: Bioenergie- 29
kontrollzentren; Erfrierungen; usw.): damit sich im 30
ganzen Körper ein Gefühl von Wärme ausbreitet. 81 um Nachwirkungen von Frösteln und Aufenthalt in feuchter Kälte zu verhüten
103

Wahnsinn: siehe Psychische Störungen.

Wasserentzug (Dehydratation): siehe Durstkontrollzentren; Kreislaufschock; usw.: ein Zustand, der gefährlich sein kann. Die Körpergewebe enthalten nicht genügend Flüssigkeit. *Sofortige ärztliche Hilfe ist notwendig.*

Wassersucht (Ödeme): eine übermäßige 7
Ansammlung wäßriger Flüssigkeit in den Körper- 9
geweben. Gewöhnlich ist sie chronisch. 48
57
72

Wespenstiche: siehe Stiche, Bienen und Wespen.

Würgen: siehe Erbrechen und Würgen.

Wunden (siehe auch: Blutergüsse; betroffene Körperteile, zum Beispiel Arm, Hand, usw.): der Verlust oder das Einreißen von Körpergewebe als Folge einer Verletzung. Untersuche zuerst, ob arterielles und/oder venöses Bluten vorliegt. Achte auch auf Anzeichen für einen Kreislaufschock. Bei jeder ernsthaften Wunde *ist sofortige ärztliche Hilfe notwendig.*

- 5 bei Schmerzen
- 21 bei Quetschungen
- 22 bei tiefen Schnittwunden
- 24 bei Wunden, deren Berührung Krämpfe hervorruft
- 26 bei Schnitt- und Fleischwunden; ausserdem bei gequetschen Fingernägeln
- 46
- 57
- 68 bei Stichwunden

Wunden, Ausbrennen: ausschließlich eine Notfallmaßnahme zur Rettung des Lebens, um starke Blutungen zu stoppen. Erhitze dazu ein Messer über einer offenen Flamme, bis die Klinge rotglühend ist. Dadurch wird es sterilisiert und gleichzeitig zu einem Werkzeug für das Ausbrennen. Berühre dann mit dem erhitzten Metall die offene Wunde, verbrenne dabei das Fleisch, bis die Wunde versiegelt ist.
Falls du es bei dir selbst vornehmen mußt, lege dich zuerst hin und überlege, wo das Messer hinfallen kann, da du möglicherweise ohnmächtig wirst.

Wundstarrkrampf (Tetanus – siehe auch: Bisse, Tiere oder Mensch und Insektenstiche; Wunden): eine Erregerkrankheit, die durch Wunden hervorgerufen wird, welche nicht genügend Sauerstoff erhalten. Jede Wunde kann eine Tetanusinfektion hervorrufen. Stiche und Bisse sind dafür berüchtigt, besonders wenn Rost und/oder Fäkalien mit im Spiel sind.
Bei fortschreitendem Wundstarrkrampf treten Kontraktionen der willkürlichen Muskeln auf, die sich in häufigen Krämpfen fortsetzen. Eine Muskelversteifung nach einer Stichwunde (irgendwann nach zwei bis fünfzig, gewöhnlich jedoch nach fünf bis zehn Tagen) legt den Verdacht auf Wundstarrkrampf nahe, besonders wenn du seit

- 22
- 61
- 68 sofort nach Verletzung, danach in regelmäßigen Abständen

mehreren Jahren nicht mehr dagegen geimpft worden bist.
Unter Umständen kann beim Wundstarrkrampf eine Blockierung der Kaumuskeln auftreten, die von einer grotesken Grimasse oder einem Lächeln mit gehobenen Augenbrauen begleitet wird. Unbehandelter Wundstarrkrampf verläuft gewöhnlich tödlich. Wenn du nicht kürzlich gegen Tetanus geimpft wurdest, ist bei jeder Wunde *sofortige ärztliche Hilfe notwendig.*

Wurmfortsatzentzündung (sogenannte Blind- 14
darmentzündung – siehe auch: Unterleib; usw.): 83
der Wurmfortsatz ist ein bleistiftdicker, 8 bis 10 cm 91
langes Anhängsel des Blinddarms rechts unten im Bauchraum. Zu den Anzeichen einer Wurmfortsatzentzündung gehören starke Schmerzen und Druckempfindlichkeit am rechten Unterbauch, Erbrechen, Übelkeit, Durchfall und ein allgemein kränkliches Aussehen. Es kann ein ernsthaftes Problem sein, da die Möglichkeiten eines Durchbruchs des Wurmfortsatzes besteht. *Sofortige ärztliche Hilfe ist notwendig.*

Wutkontrollzentren: besonders bei plötzlicher, 15
irrationaler Wut. 31
35
43
66
91

Zahnbehandlung (siehe auch: Unterkiefer; Zahnschmerzen; usw.): Die Ji-Jiu – Druckpunktmassage kann helfen, wenn bei einer Zahnbehandlung die lokale Betäubung entweder nicht vertragen oder nicht gewünscht wird.

15 vor der Behandlung
16 vor der Behandlung
26 zweistündlich nach der Behandlung, bis Schmerzen und Symptome nachlassen
56 während der Behandlung

Zahnfleischentzündung (siehe auch: Mund; 13
usw.): blutendes, ungesundes Zahnfleisch. Eine 53
Erscheinung, die mit einer Krankheit zusammen- 67
74

hängen kann, meistens jedoch von falscher und unregelmäßiger Pflege des Zahnfleisches und der Zähne herrührt.

Zahnschmerzen (siehe auch: Mund; Schmerzen; Unterkiefer; Zahnbehandlung).

5
13
46 im Oberkiefer
53
56
67
72
74 im Oberkiefer
98
106
116

Zehen: siehe Fuß, Fußpilz.

Zerrungen: siehe Muskelzerrungen.

Zuckerkrankheit (Diabetes mellitus – siehe auch: Milz und Bauchspeicheldrüse; usw.): Eine komplexe Krankheit, die aus einer Unterproduktion von Insulin, einer lebenswichtigen, chemischen Substanz bei der Zuckerverarbeitung des Körpers, entsteht. Ein Zuckerkranker braucht zusätzliches Insulin, um den Mangel in seinem Körper auszugleichen. Ohne Insulin kann er allmählich oder auch sehr schnell in einen Zustand der Bewußtlosigkeit abgleiten. Anzeichen für Insulinmangel sind Fieber, trockener Mund, starker Durst und ein Geruch nach Nagellackentferner (Aceton) im Atem. Der Betroffene kann eine gerötete, trockene Haut haben und sehr krank erscheinen. Es können auch Erbrechen, Bauchschmerzen, Verlangen nach Luft – aber nicht nach Nahrung und verminderte Sehkraft auftreten. Es handelt sich um einen Notfall, daher ist *sofortige ärztliche Hilfe notwendig.* Ji-Jiu – Druckpunktmassage ersetzt weder Insulin noch angemessene ärztliche Betreuung.

6
7
9
11
19
20
28
72
79
109

急救

Teil III

Die Punkte und ihre Lage mit Abbildungen

Ji-Jiu Punkt 1*

Eineinhalb Daumenbreiten über der ausgeprägtesten Falte des Handgelenks, in einer Linie mit dem Daumennagel. Ein schwer zu findender Punkt. Eine Erleichterung ist es, wenn man die Hände wie in der Abbildung ineinanderlegt. Der Punkt liegt tief in einer kleinen Mulde unter der Zeigefingerspitze.

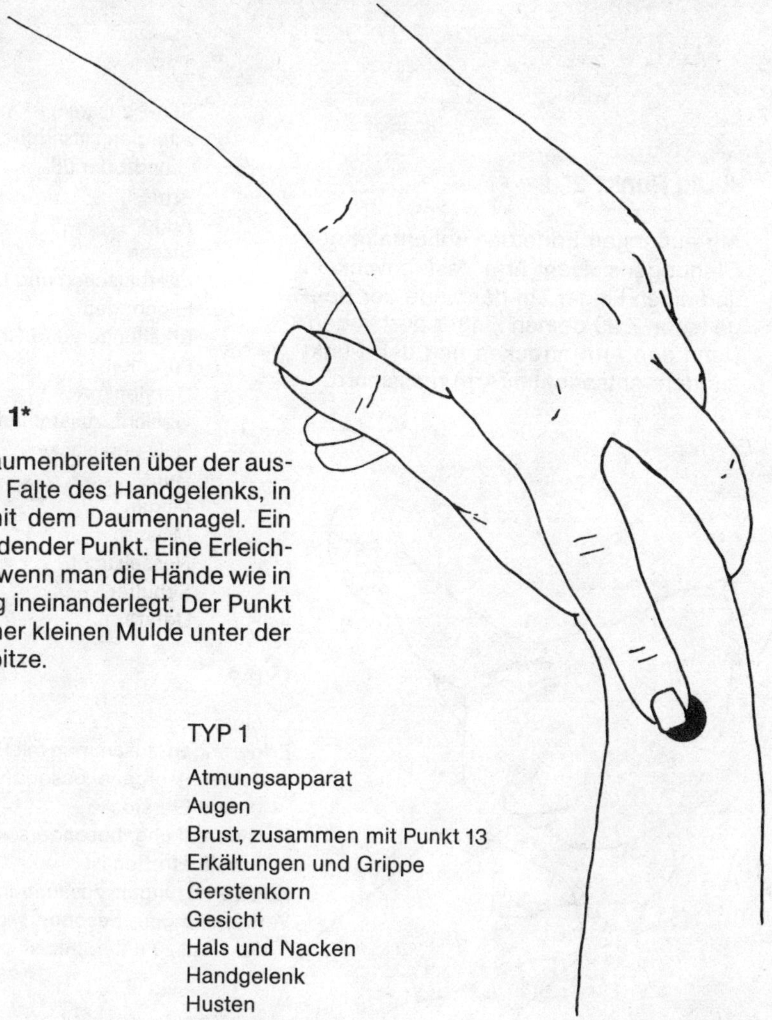

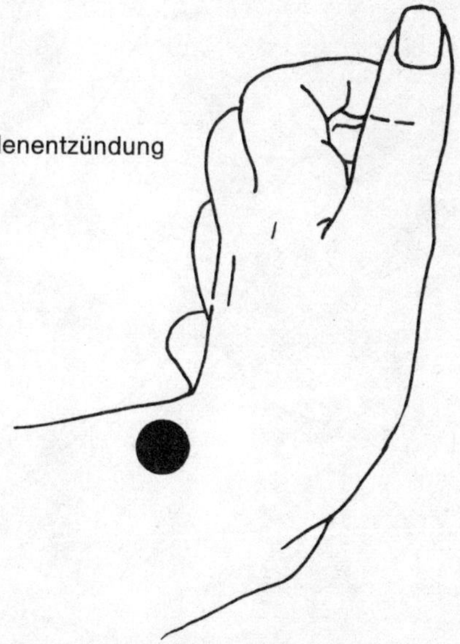

TYP 1

Atmungsapparat
Augen
Brust, zusammen mit Punkt 13
Erkältungen und Grippe
Gerstenkorn
Gesicht
Hals und Nacken
Handgelenk
Husten
Kehlkopfentzündung
Kopf
Kopfschmerzen
Migräne
Nasenbluten
Nasennebenhöhlenentzündung
Rachen
Schnupfen
Schulter

TYP 2

Asthma
Bindehautentzündung
Bronchitis
Dickdarmentzündung
Gähnkontrollzentrum
Gallenblase
Gedächtniskontrollzentrum
Gehirnerschütterung
Herz
Hexenschuß
Lungen
Lungenentzündung, zusammen mit Punkt 13
Nackenverletzungen
Rippenfellentzündung, zusammen mit Punkt 13
Schmerzkontrollzentrum

Ji-Jiu Punkt 2*

Am äußersten Ende der Außenfalte des Ellenbogens. Den Arm fest anwinkeln und einen Finger auf das Ende der Beuge legen. Laß deinen Finger dort liegen. Dann den Arm strecken und den Punkt auf dem entspannten Arm massieren.

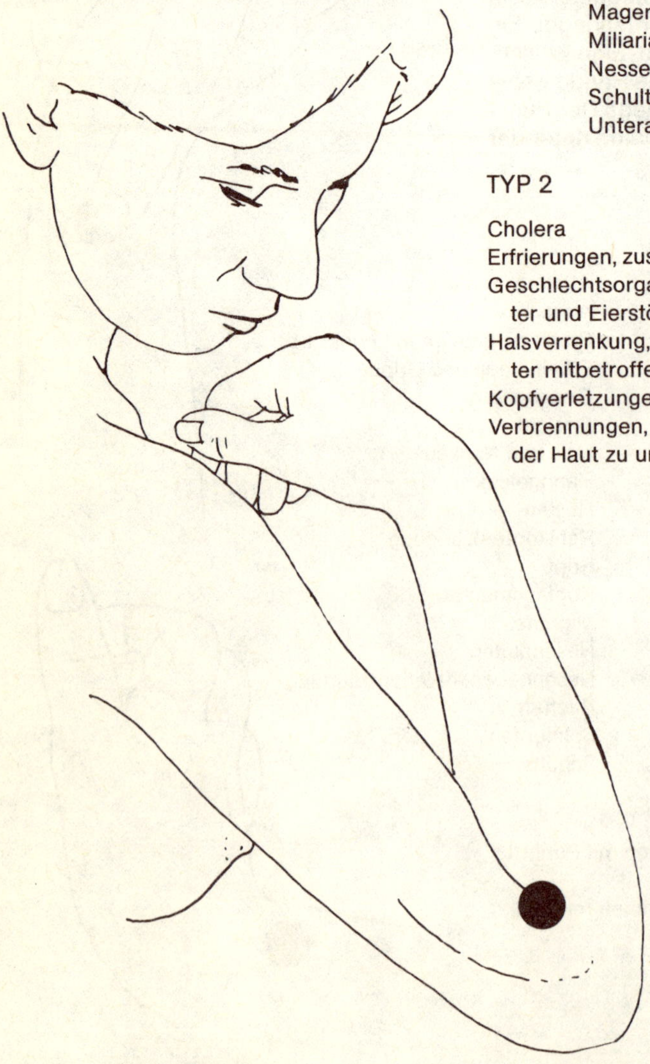

TYP 1

Akne, zusammen mit Punkt 13
Allergien, zusammen mit Punkt 27 und/oder 28
Arm
Auge
Blasen
Eiterbläschen und Ekzeme
Ellenbogen
Erkältungen und Grippe
Furunkel
Gerstenkorn
Gesicht, zusammen mit Punkt 13
Hals und Nacken
Haut
Magen
Miliaria
Nesselsucht
Schulter
Unterarm

TYP 2

Cholera
Erfrierungen, zusammen mit Punkt 27 und 28
Geschlechtsorgane, besonders Gebärmutter und Eierstöcke
Halsverrenkung, besonders wenn die Schulter mitbetroffen ist
Kopfverletzungen, zusammen mit Punkt 21
Verbrennungen, besonders um die Heilung der Haut zu unterstützen

Ji-Jiu Punkt 3*

In der Mitte der Kniefalte, zwischen den beiden Sehnen. *Diesen Punkt nicht anwenden, wenn du Krampfadern hast.*

Dieser Punkt hat keine TYP 1-Anwendung.

TYP 2

Bauchschmerzen
Bein
Blutdruck, hoher, zusammen mit Punkt 69
Eiterbläschen und Ekzeme
Harnblase
Hautprobleme
Hexenschuß
Ischias
Knie
Mandelentzündung
Nasenbluten
Oberschenkel
Rücken, unterer, zusammen mit Punkt 5
Schmerzkontrollzentrum (unterer Rücken)
Schweißkontrollzentrum

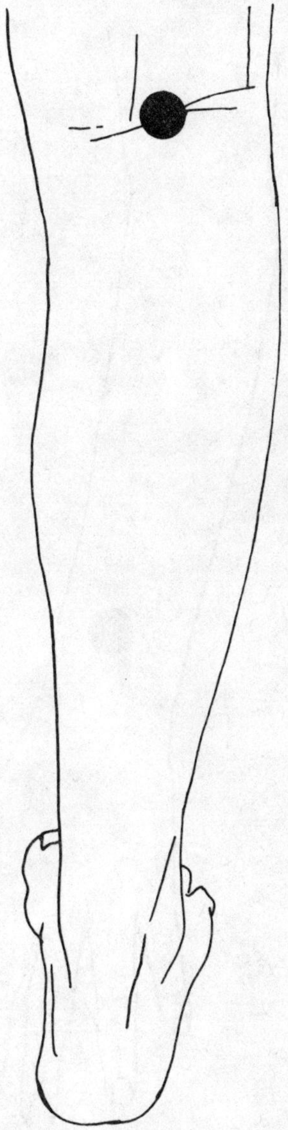

Ji-Jiu Punkt 4**

Zwei Daumenbreiten über der ausgeprägtesten Falte des *oberen* Handgelenks, in einer Linie mit dem Mittelfinger.

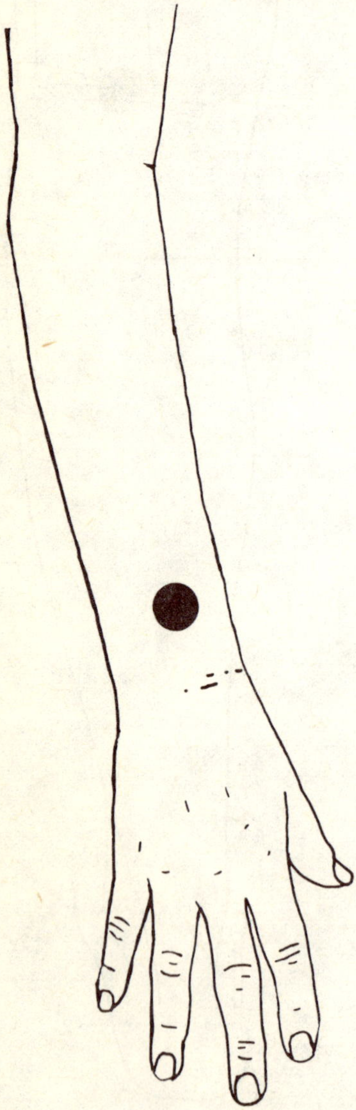

TYP 1

Arm
Brust
Ellenbogen
Erkältungen und Grippe
Gesichtsneuralgien
Halsschmerzen
Hand
Handgelenk
Haut
Husten
Kopf
Kopfschmerzen
Ohr
Schulter

TYP 2

Angstkontrollzentrum
Bauchfellentzündung
Blutdruck, hoher
Blutung (starke; bei hellrotem Blut, zusammen mit Punkt 43, abwechselnd anwenden, bis die Blutung aufhört
Cholera
Fieberkontrollzentrum
Geschwüre des Darmtrakts
Herz
Herzanfall, Herzschlag
Lähmung bei Kindern, zeitweilige
Mandelentzündung
Rippenfellentzündung
Schmerzkontrollzentrum (Brust und Rippen)
Unterzuckerung, zusammen mit Punkt 37

Ji-Jiu Punkt 5**

In der Mulde hinter der Kuppe des *äußeren* Fußknöchels.

TYP 1

Bein
Eiterbläschen und Ekzeme
Fuß
Gesicht
Hämorrhoiden
Hüfte
Kopfschmerzen
Mastdarm
Muskelzerrungen
Nervenschmerzen
Rücken, besonders unterer
Verstauchungen
Zahnschmerzen

TYP 2

Bein zusammen mit Punkt 3
Fuß, zusammen mit Punkt 3
Gleichgewichtsstörungen
Geburt
Hexenschuß
Hoden
Ischias, zusammen mit Punkt 3
Krämpfe bei Kindern
Rücken, zusammen mit Punkt 3
Schmerzkontrollzentrum (allgemeine Schmerzen)
Verbrennungen

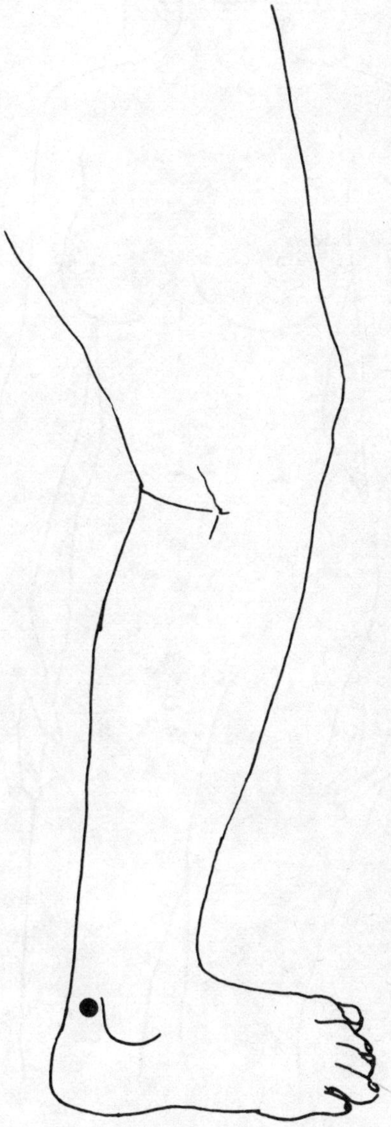

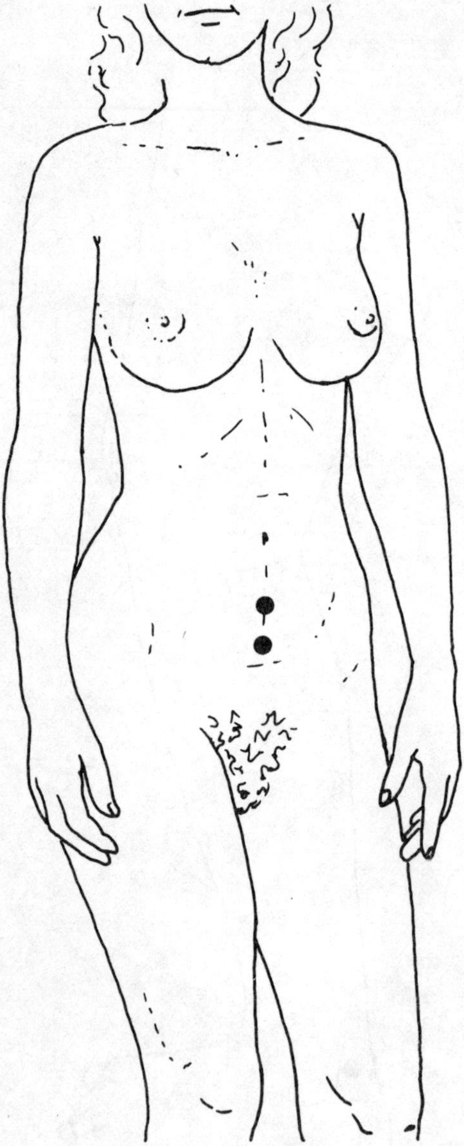

Ji-Jiu Punkt 6

Eine Handbreite unter, und in einer Linie mit dem Nabel. Ein weiterer Punkt, der ähnliche Wirkungen haben kann, liegt ein bis zwei Daumenbreiten unterhalb dieses Punktes.

TYP 1

Erbrechen
Regelblutung
Schlaflosigkeit
Verstopfung

TYP 2

Bioenergiekontrollzentrum
Blutdruck, hoher
Cholera
Ertrinken
Geschlechtsorgane
Schluckaufkontrollzentrum
Urogenitaltrakt
Vorsteherdrüse
Zuckerkrankheit

TYP 1

Bauch, oberer, zusammen mit Punkt 9
Bein
Blähungen, zusammen mit Punkt 9
Durchfall, zusammen mit Punkt 9
Eiterbläschen und Ekzeme
Erbrechen und Würgen, zusammen mit Punkt 9
Fuß
Hüfte, zusammen mit Punkt 9
Kater
Magen, zusammen mit Punkt 9
Regelblutung, zusammen mit Punkt 27
Reisekrankheit
Rücken, unterer, zusammen mit Punkt 9
Schmerzen in den Hoden und unterem Rükken gleichzeitig; auch allgemeine Schmerzen in der unteren Körperhälfte
Seekrankheit
Übelkeit
Unterleib zusammen mit Punkt 9
Verdauungsstörungen, zusammen mit Punkt 9
Verstopfung

TYP 2

Blasenentzündung
Bruchleiden, zusammen mit Punkt 9
Dickdarmentzündung
Dünndarm
Gallenblase
Geburt, zusammen mit Punkt 13
Geschlechtsorgane, innere und äußere
Geschwüre des Darmtrakts
Geschwüre der Verdauungsorgane
Hexenschuß
Hoden, zusammen mit Punkt 9
Hungerkontrollzentrum
Ischias, zusammen mit Punkt 9
Magendarmkanal, zusammen mit Punkt 9 und/oder 13
Raucher-Kontrollzentrum
Ruhr
Schmerzkontrollzentrum (untere Körperhälfte)
Vorsteherdrüse
Wassersucht
Zuckerkrankheit

Ji-Jiu Punkt 7**

Auf der Vorderseite des Beins, eine Handbreite über der Kuppe des *inneren* Fußknöchels, unmittelbar hinter dem Schienbein.

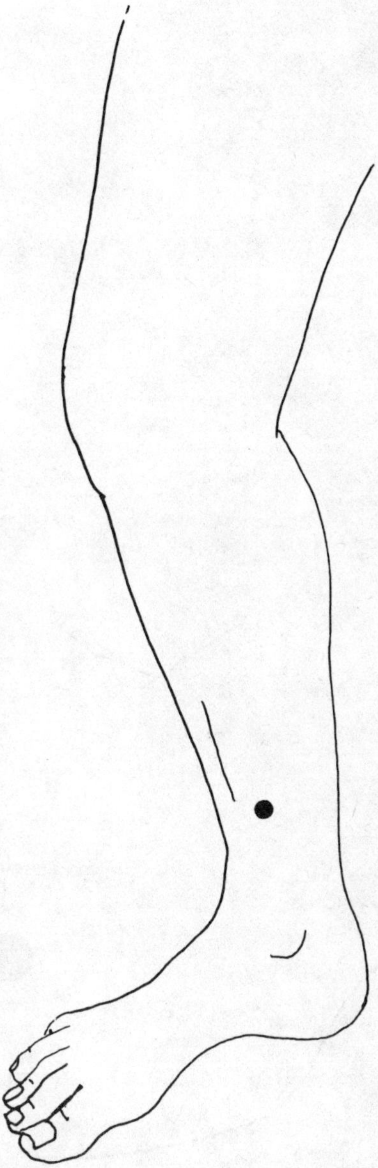

Ji-Jiu Punkt 8*

In der Mitte zwischen dem After und dem Geschlechtsorgan, genau auf dem Damm (Perineum). Dies ist ein Punkt, der selten angewendet wird, aber wenn er angeregt wird, kann er, in Fällen, wo scheinbar soeben der Tod eingetreten ist, auf dramatische Weise wirken.

Dieser Punkt hat keine TYP 1-Anwendung.

TYP 2

Bioenergiekontrollzentrum
Ersticken*
Erstickungsanfall, wenn das Opfer wieder atmet*
Ertrinken*
Gehirnerschütterung, wenn der Tod nahe zu sein scheint
Geschlechtsorgane, innere und äußere
Hämorrhoiden
Herzstillstand*
Regelblutung, Beschwerden bei
Schlag, elektrischer
Verstopfung
Vorsteherdrüse

* Dieser Punkt ersetzt nicht die herkömmlichen westlichen Erste Hilfe- und Notfallmaßnahmen.

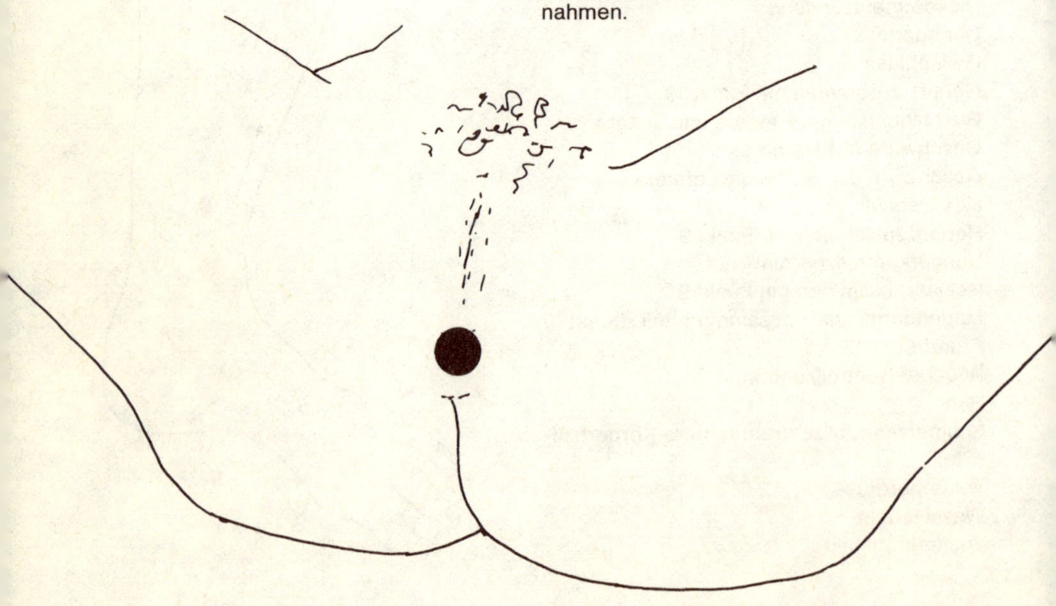

TYP 1

Bauch, oberer, zusammen mit Punkt 7
Bein
Blähungen, zusammen mit Punkt 7
Durchfall, zusammen mit Punkt 7 und/ oder 95
Erbrechen und Würgen, zusammen mit Punkt 7 und/oder Punkt 95
Erkältungen und Grippe
Fuß
Hüfte, zusammen mit Punkt 7
Husten
Kater
Kopf
Kopfschmerzen
Magen
Miliaria
Müdigkeit, anhaltende
Reisekrankheit
Rücken, unterer
Seekrankheit
Übelkeit
Unterleib, zusammen mit Punkt 7
Verdauungsstörungen, zusammen mit Punkt 7

TYP 2

Angstkontrollzentrum, bei Panik und heftigem Herzklopfen
Bioenergiekontrollzentrum
Bruchleiden, zusammen mit Punkt 7
Cholera
Dickdarmentzündung
Dünndarm
Gallenblase
Geschlechtsorgane, innere und äußere
Geschwüre des Darmtrakts
Geschwüre der Verdauungsorgane
Herzjagen
Hexenschuß
Hoden, zusammen mit Punkt 7
Hungerkontrollzentrum
Ischias, zusammen mit Punkt 7
Lungenentzündung
Magendarmkanal, zusammen mit Punkt 7 und/oder Punkt 13
Milz und Bauchspeicheldrüse
Psychische Störungen, vorübergehende
Raucher-Kontrollzentrum
Ruhr
Schmerzkontrollzentrum (Mitte und unterer Teil des Körpers)
Vorsteherdrüse
Wassersucht
Zuckerkrankheit

* Dieser Punkt wird oft allein oder in Verbindung mit anderen Punkten bei allen Störungen angewendet, die zwischen dem oberen Teil des Bauches und den Zehen auftreten.

Ji-Jiu Punkt 9**

Eine Handbreite unter dem Rand der Kniescheibe, dann eine Daumenbreite in Richtung der Bein*außenseite* (da, wo der kleine Zeh liegt.) Liegt in der Mulde oder in dem Tal unmittelbar neben dem Schienbein.*

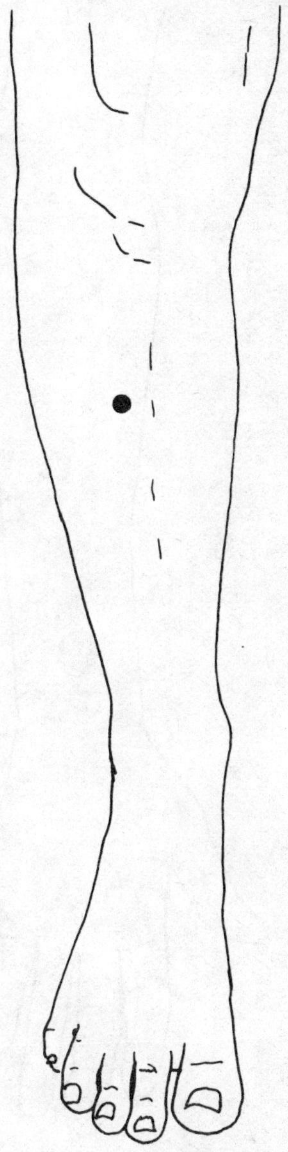

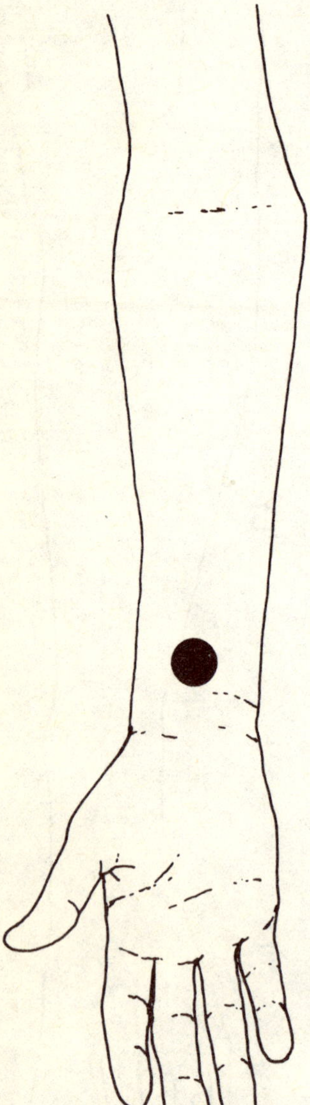

Ji-Jiu Punkt 10**

Zwei Daumenbreiten über der ausgeprägtesten Falte des *inneren* Handgelenks, in einer Linie mit dem Mittelfinger.

TYP 1

Achselhöhle, besonders bei Schwellungen und Schmerzen
Arm
Atmungsapparat
Bauchschmerzen
Brust
Durchfall
Ellenbogen
Erbrechen und Würgen
Finger
Husten
Kopf
Kopfschmerzen
Magen
Regelblutung
Reisekrankheit
Schlaflosigkeit
Schulter
Seekrankheit
Sodbrennen
Unterarm

TYP 2

Angina pectoris
Epileptischer Anfall
Ertrinken
Gedächtniskontrollzentrum
Gelbsucht
Gleichgewichtsstörung
Herz
Herzanfall, Herzschlag
Kreislaufschock
Raucher-Kontrollzentrum
Ruhr
Schlaganfall
Schluckaufkontrollzentrum
Schmerzkontrollzentrum (Arm, Achselhöhle, Schulter)
Schwindel

Ji-Jiu Punkt 11

In der Mulde, aber etwas mehr an der *Außenseite* der inneren Ellenbogenfalte (in Richtung zum Daumen).

TYP 1

Allergien
Atmungsapparat
Ellenbogen
Halsschmerzen
Husten
Kehlkopfentzündung
Rachen
Schulter

TYP 2

Asthma
Atmung, zu heftige
Bronchitis
Hexenschuß
Lungenentzündung
Nieskontrollzentrum
Raucher-Kontrollzentrum
Schleimbeutelentzündung
Zuckerkrankheit

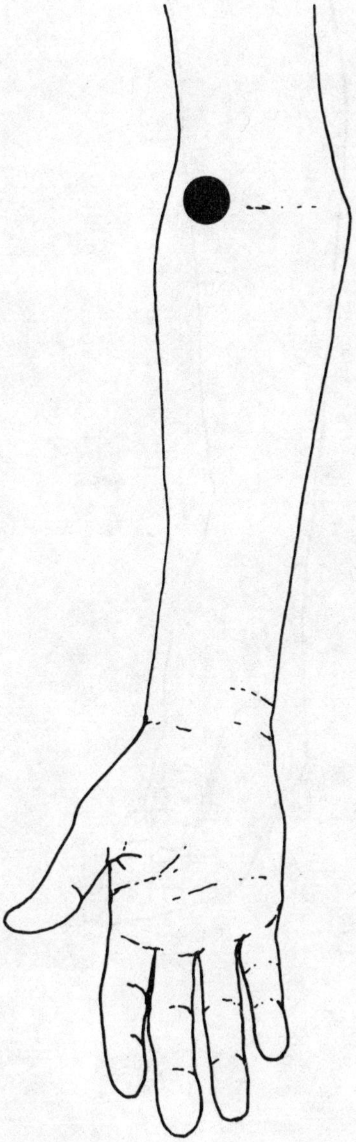

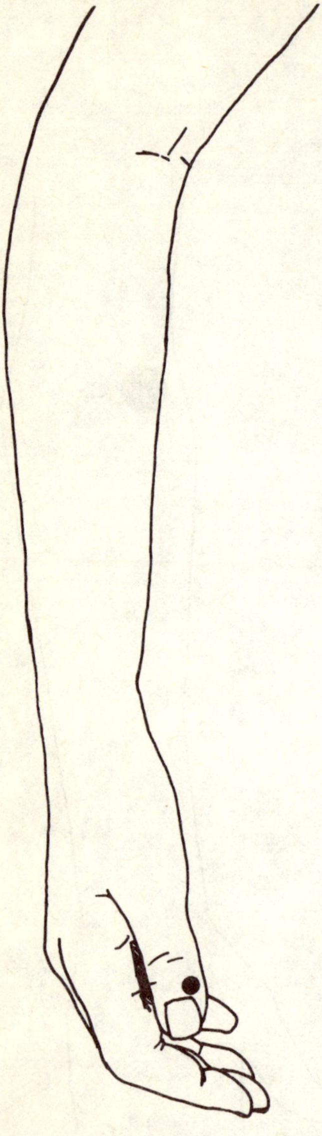

Ji-Jiu Punkt 12*

Zwischen Nagel und erstem Gelenk des Daumens, genau hinter dem Nagel, auf der von den Fingern entfernten Seite.

TYP 1

Halsschmerzen
Hand
Kehlkopfentzündung
Kopf
Kopfschmerzen
Nasennebenhöhlenentzündung
Rachen
Schnupfen
Unterarm

TYP 2

Bewußtlosigkeit (bei hellrotem Gesicht)
Ersticken*
Ertrinken*
Fieberkontrollzentrum
Hirnhautenzündung
Krämpfe (bei hellrotem Gesicht, wild starrenden, trockenen Augen)
Mandelentzündung
Ohnmacht
Sonnenstich (leicht)

* Dieser Punkt ersetzt nicht die herkömmlichen westlichen Erste Hilfe- und Notfallmaßnahmen.

Ji-Jiu Punkt 13**

Im Gewebe zwischen Daumen und Zeigefinger. Daumen und Zeigefinger zusammenpressen und einen Finger auf den Hügel legen, der dadurch entsteht. Laß deinen Finger auf dem Hügel liegen, entspanne die Hand und beginne mit der Massage.*

* Anmerkung: Dieser Punkt wird oft bei allen Störungen oberhalb der Brust angewendet.

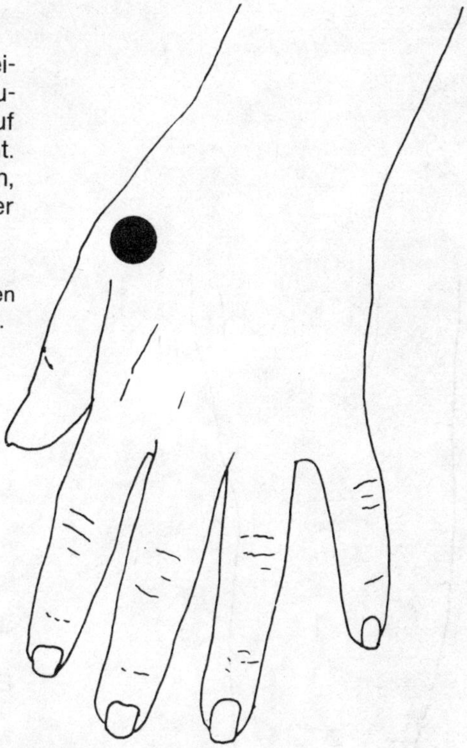

TYP 1

Atmungsapparat
Augen
Beruhigung, zusammen mit Punkt 17
Brust
Ellenbogen
Erkältungen und Grippe
Fuß
Gesicht
Gesichtsneuralgie
Halsschmerzen
Hals und Nacken
Hand
Kehlkopfentzündung
Kopf
Kopfschmerzen
Lippen
Migräne
Miliaria
Mund
Nasenbluten
Nasennebenhöhlenentzündung
Nervosität, zusammen mit Punkt 17
Ohr
Rachen
Schnupfen
Schulter
Unterarm
Zahnfleischentzündung
Zahnschmerzen (Unterkiefer)
Zunge

TYP 2

Akne, zusammen mit Punkt 2
Bindehautentzündung
Blutung
Gallenblase
Geburt, zusammen mit Punkt 7
Gehirnerschütterung
Halsverrenkung
Herz
Herzanfall, Herzschlag
Hexenschuß
Knochenverrenkung (gegen den Schmerz)
Lungenentzündung, zusammen mit Punkt 1
Magendarmkanal, zusammen mit Punkt 9
Mandelentzündung
Mumps
Rippenfellentzündung, zusammen mit Punkt 1
Schmerzkontrollzentrum (Oberkörper)
Schwitzen, zusammen mit Punkt 72
Vergiftung, bei Erbrechen und Würgen, bleichem und blauem Gesicht; bei kaltem Schweiß; zusammen mit Punkt 77, halbstündlich, bis Besserung eintritt

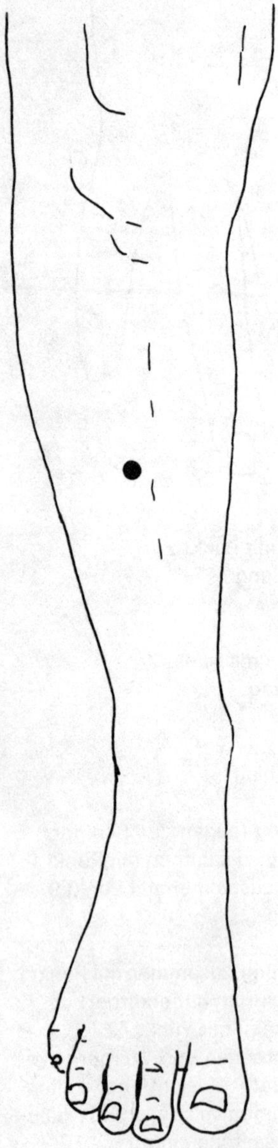

Ji-Jiu Punkt 14

Eine Hand- und zwei Daumenbreiten unter dem Rand der Kniescheibe, dann eine Daumenbreite zur Außenseite des Schienbeins, in Richtung zum kleinen Zeh. Dieser Punkt liegt ein wenig unterhalb von Punkt 9.

TYP 1

Regelblutung
Unterleib

TYP 2

Wurmfortsatzentzündung, akute

Ji-Jiu Punkt 15*

Auf der Falte des *inneren* Handgelenks, in einer Linie mit dem kleinen Finger.

Dieser Punkt hat keine Typ 1 Anwendung.

TYP 2

Angina pectoris
Angst
Angstkontrollzentrum, bei Ruhelosigkeit
Herz
Herzanfall, Herzschlag, zusammen mit Punkt 46 oder 77
Herzjagen
Hysterie
Kopf
Kreislaufschock, zusammen mit Punkt 18
Lampenfieber
Ohnmacht aus Angst oder Ruhelosigkeit
Ruhelosigkeit
Schlaflosigkeit, zusammen mit Punkt 46
Schlag, elektrischer, bei Ruhelosigkeit
Sodbrennen
Wutkontrollzentrum
Zahnbehandlung, vor Bohren oder Ziehen

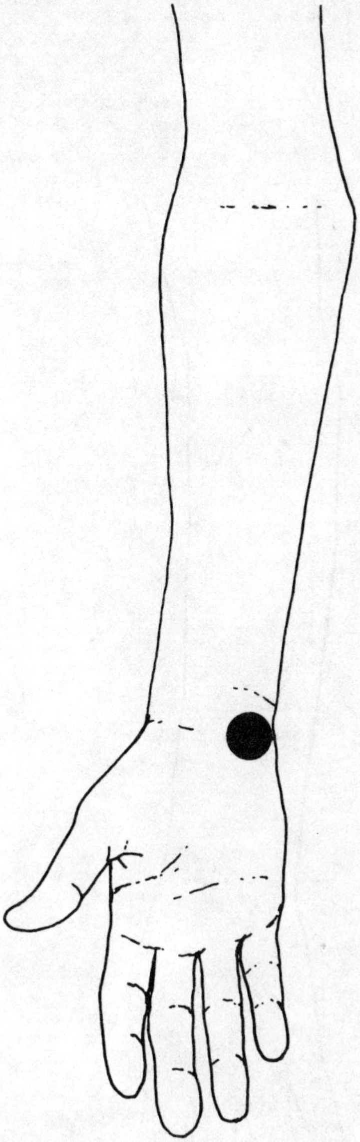

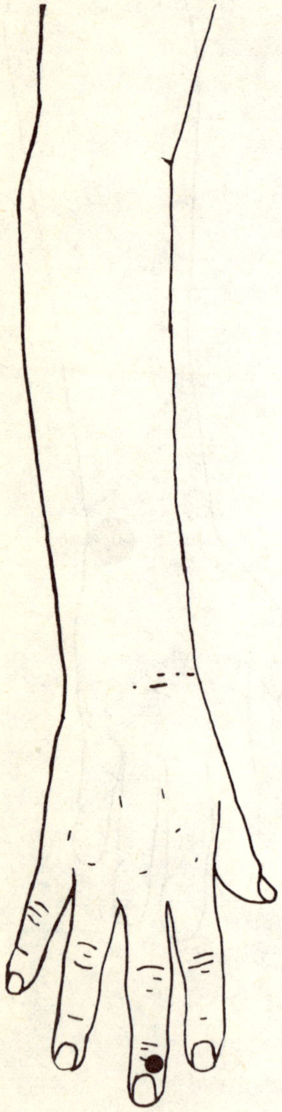

Ji-Jiu Punkt 16

Zwischen Nagel und erstem Gelenk des Mittelfingers, etwas näher am Nagel, auf der Seite, die näher zum Daumen liegt.

TYP 1

Angst
Durchfall
Erbrechen
Krämpfe bei der Regelblutung
Zahnbehandlung, vor Bohren, Ziehen usw.

TYP 2

Angstkontrollzentrum
Blutdruck, hoher
Blutdruck, niedriger
Fieberkontrollzentrum (ohne Schweiß)
Psychische Störungen, bei vorübergehender Depression
Ruhelosigkeit
Ruhr

Ji-Jiu Punkt 17

Auf dem Fußrücken, zwei Daumenbreiten über der Spalte zwischen großem und zweitem Zeh.

TYP 1

Auge
Beruhigung, zusammen mit Punkt 13
Fuß
Kopfschmerzen
Migräne
Muskelkrämpfe, zusammen mit Punkt 35
Muskelkrämpfe, bei nächtlichem Beinkrampf
Nervosität

TYP 2

Cholera
Ersticken, bei blauem Gesicht
Gelbsucht
Harnröhrenverengung, zusammen mit Punkt 35
Leber
Urogenitaltrakt
Vergiftung durch Kohlenmonoxyd

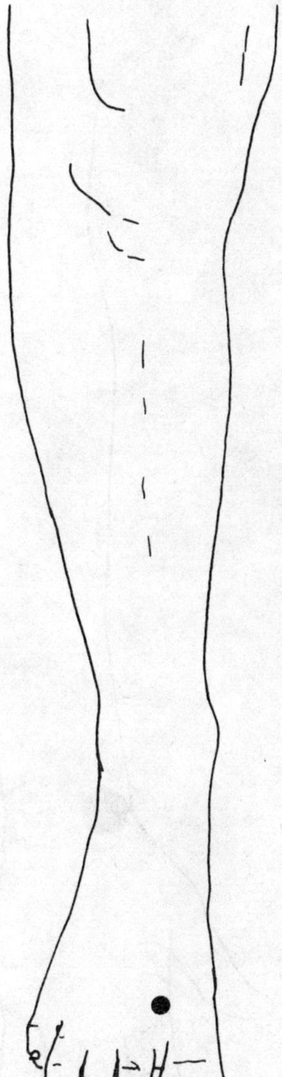

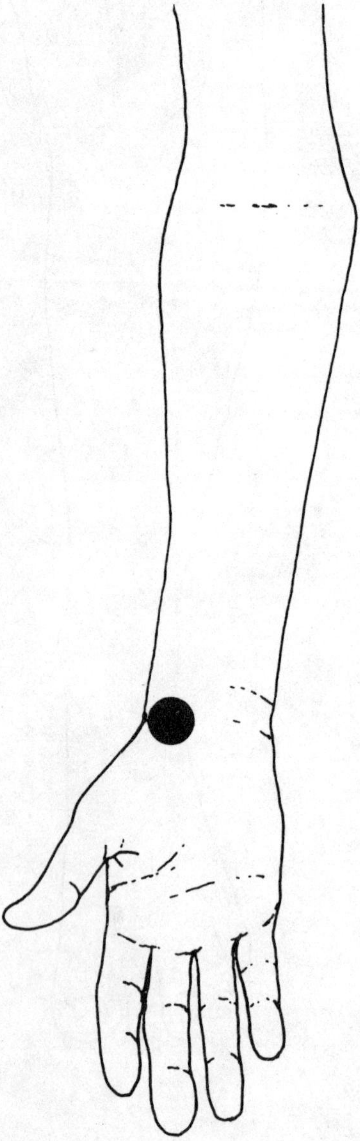

Ji-Jiu Punkt 18*

Auf der Faltenlinie des *inneren* Handgelenks, in einer Linie mit dem Daumen.

TYP 1

Achselhöhle, besonders bei Schwellung und Schmerz
Arm
Erbrechen
Hand, insbesondere Daumen
Handgelenk
Husten, zusammen mit Punkt 107
Migräne
Rachen
Schlaflosigkeit
Übelkeit
Unterarm

TYP 2

Asthma
Atemnot
Bewußtlosigkeit durch Kopfverletzung, wenn Atmung vorhanden und *keine* Krämpfe
Bindehautenzündung
Durstkontrollzentrum
Erschöpfung und Kollaps
Ersticken, bei bleichem Gesicht
Gehirnerschütterung, wenn der Tod nahe zu sein scheint
Klaustrophilie
Klaustrophobie
Kreislaufschock, zusammen mit Punkt 18; wenn schwer, zusätzlich Punkt 21
Schlag, elektrischer, wenn Betroffener aschfahl, beinahe oder vollkommen bewußtlos ist
Vergiftung durch Kohlenmonoxyd
Vergiftung durch Lebensmittel, wenn schwer, zusammen mit Punkt 53

Ji-Jiu Punkt 19

Eine oder zwei Daumenbreiten links und rechts von der Wirbelsäule, auf einer imaginären Linie, welche die beiden Mittelpunkte der Unterarme verbindet (genau unterhalb des letzten Lendenwirbels).

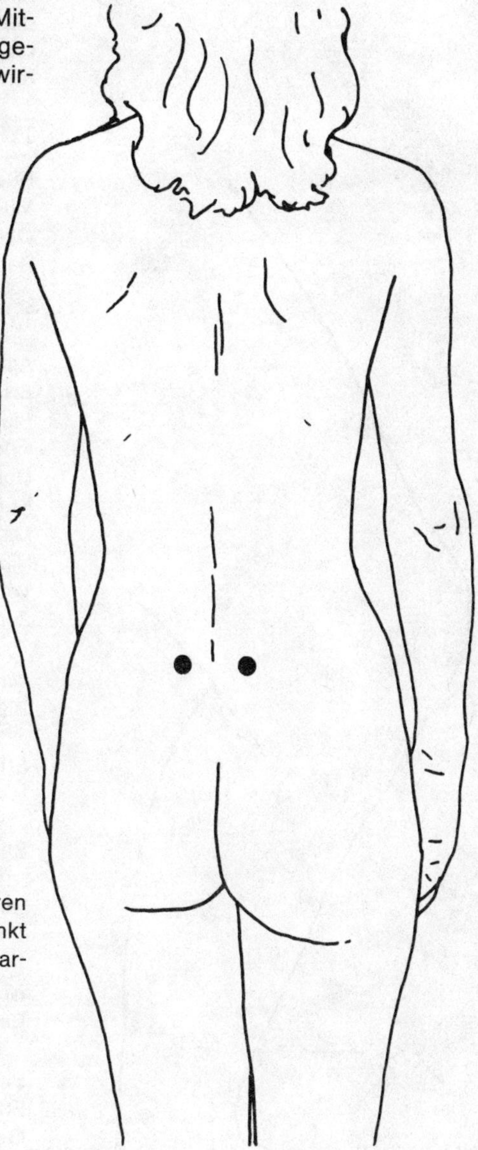

TYP 1

Steißbein

TYP 2

Blasenentzündung
Blutung, dunkles, venöses Blut
Dünndarm
Gehirnerschütterung, wenn Blut aus Ohren und/oder Mund fließt, zusammen mit Punkt 20, *nur rechter Fuß,* und zehn Minuten darauf Punkt 21
Genitale Störungen
Geschlechtsorgane
Gonorrhoe
Hexenschuß
Ischias
Schlaganfall
Schlangenbiss, sofort eine Minute lang stark drücken; dann den Umständen entsprechend
Vorsteherdrüse
Zuckerkrankheit

Ji-Jiu Punkt 20

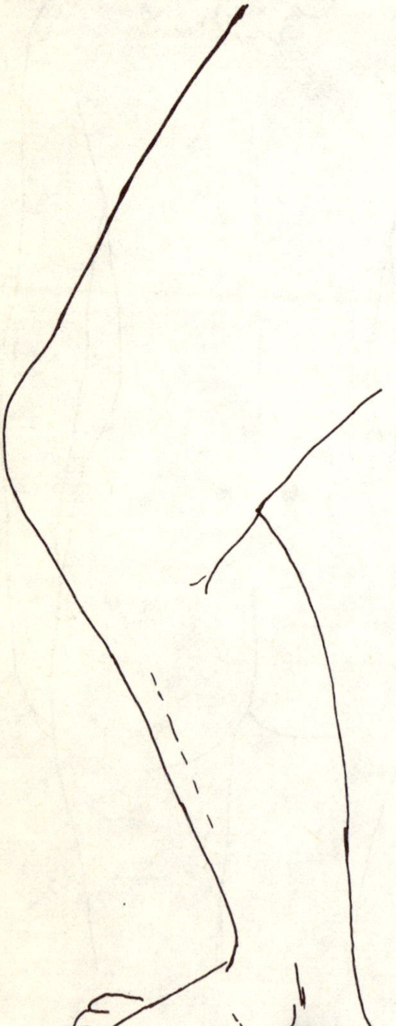

Zwischen der Kuppe des *inneren* Fußgelenks und dem Fersenende. Die Stelle, die auf Druck besonders stark anspricht, ist, verglichen mit anderen Ji-Jiu Punkten, verhältnismäßig groß.

TYP 1

Husten, zusammen mit Punkt 65
Mund, zusammen mit Punkt 65
Ohrenschmerzen
Rachen, zusammen mit Punkt 65

TYP 2

Atemkontrollzentrum
Bisse, Tiere und Insektenstiche
Blutung, zusammen mit Punkt 103, zehn Minuten später Punkt 21
Gonorrhoe
Kurzatmigkeit, zusammen mit Punkt 65
Malaria
Nieren
Vorsteherdrüse
Zuckerkrankheit

Nur rechter Fuß:
Bisse, Spinnen, bei roter, geschwollener und wächserner Haut
Erfrierungen, bei roter, glänzender Haut
Insektenstiche, bei roter, geschwollener und wächserner Haut
Stiche, Bienen und Wespen, zusammen mit Punkt 25
Stiche, Skorpion, bei roter, geschwollener und wächsener Haut

Nur linker Fuß:
Bewußtlosigkeit, wenn Atmung vorhanden und *keine* Krämpfe
Blutung; dunkles, venöses Blut
Erfrierungen, bei blauer Haut
Gehirnerschütterung, wenn Blut aus Ohren und/oder Mund fließt, zusammen mit Punkt 19, zehn Minuten später Punkt 21
Schlaganfall
Schlangenbiß, sofort eine Minute lang stark drücken; dann den Umständen entsprechend

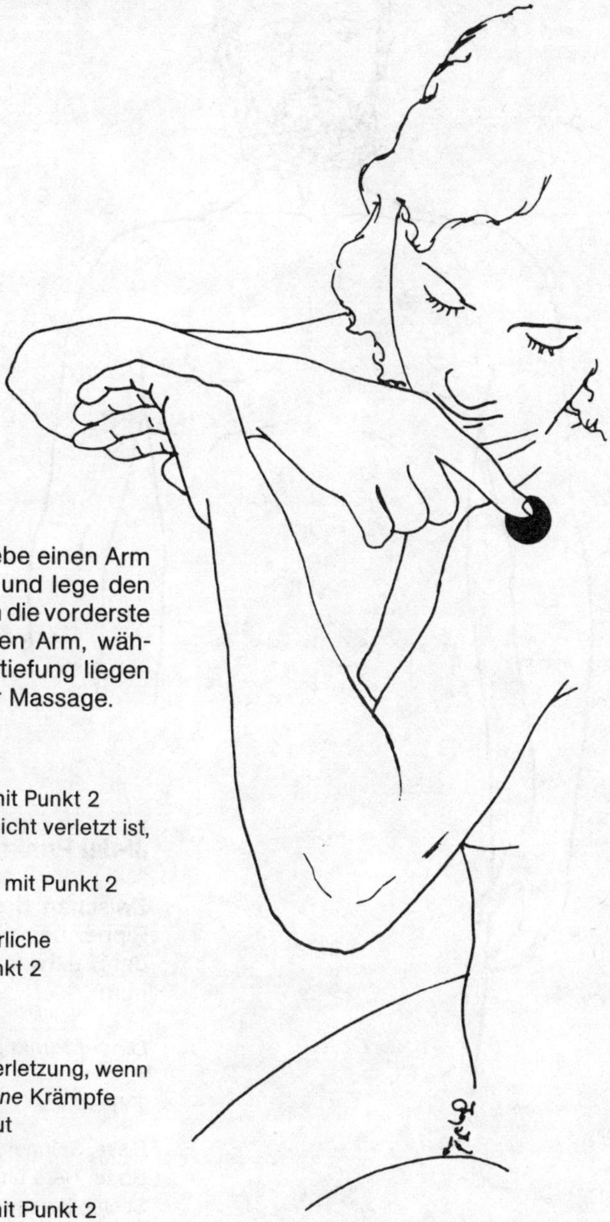

Ji-Jiu Punkt 21

Auf der Schulterkuppe. Hebe einen Arm etwas über Schulterhöhe und lege den Finger der anderen Hand in die vorderste Vertiefung. Dann senke den Arm, während der Finger in der Vertiefung liegen bleibt und beginne mit der Massage.

TYP 1

Arm, allein oder zusammen mit Punkt 2
Blutergüsse, wenn die Haut nicht verletzt ist, zusammen mit Punkt 103
Hals und Nacken, zusammen mit Punkt 2
Kopf, zusammen mit Punkt 2
Müdigkeit, anhaltende, körperliche
Schultern, zusammen mit Punkt 2

TYP 2

Bewußtlosigkeit durch Kopfverletzung, wenn Atmung vorhanden und *keine* Krämpfe
Blutung; dunkles, venöses Blut
Erschöpfung, körperliche
Gehirnerschütterung
Kopfverletzung, zusammen mit Punkt 2
Kreislaufschock, zusammen mit Punkt 18, wenn schwer
Schlaganfall
Schlag, elektrischer, bei ernsten Fällen, bei bleichem, kaltem, feuchtem Gesicht
Wunden, bei Quetschungen und Blutergüssen

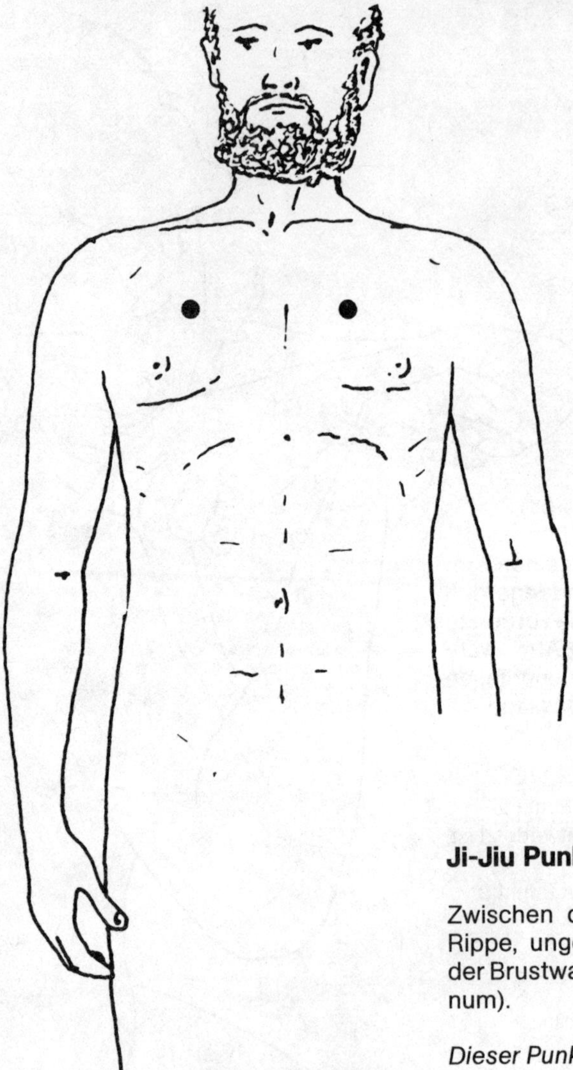

Ji-Jiu Punkt 22

Zwischen der zweiten und der dritten Rippe, ungefähr in der Mitte zwischen der Brustwarze und dem Brustbein (Sternum).

Dieser Punkt hat keine Typ 1-Anwendung

TYP 2

Bisse, Spinnen, bei kalter Haut
Bisse, Tiere und Menschen
Stiche, Bienen und Wespen, bei kalter Haut
Stiche Insekten, bei kalter Haut
Stiche, Skorpion, bei kalter Haut
Wunden, Stiche und tiefe Schnitte
Wundstarrkrampf; um den Starrkrampf zu verhindern, sollte dieser Punkt unmittelbar nach der Verletzung gedrückt werden, *nur linke Seite*

Ji-Jiu Punkt 23

Auf der Wirbelsäule, in der Mulde zwischen unterstem Hals- und oberstem Rückenwirbel. Auf einer imaginären Linie, welche die beiden Schulterkuppen verbindet.

TYP 1

Erbrechen
Erkältungen und Grippe
Hals und Nacken
Husten, vor allem trockener Husten
Nasenbluten
Nesselsucht

TYP 2

Cholera
Gelbsucht
Lähmung, zeitweilige
Rippenfellentzündung
zusammen mit Punkt 10

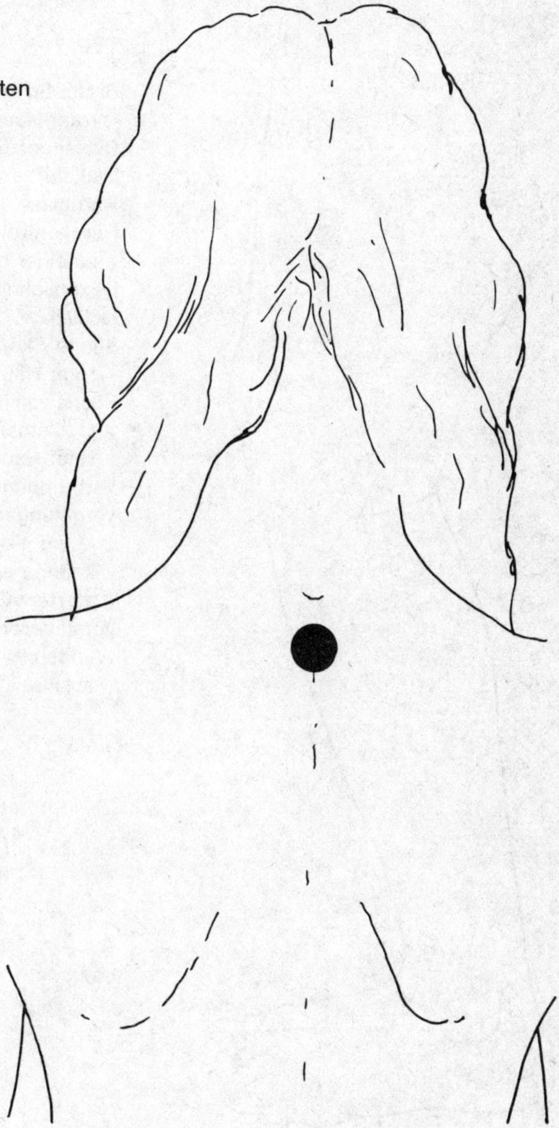

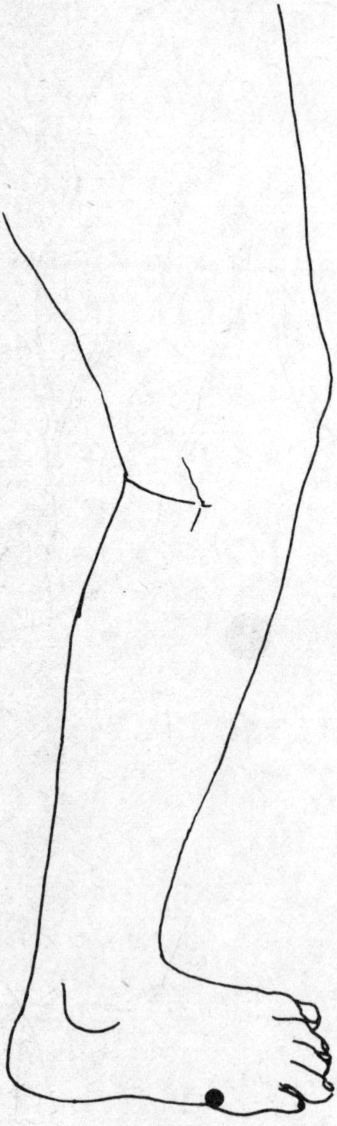

Ji-Jiu Punkt 24

An der Außenkante des Fußes, unmittelbar hinter dem Knochenvorsprung, der sich an den kleinen Zeh anschließt.

TYP 1

Mastdarm
Schwindel
Sonnenbrand

TYP 2

Bisse, Spinnen, bei entzündeter, heißer und roter Haut
Blasenentzündung
Dickdarmentzündung
Harnblase
Harnkontrollzentrum, um den Harndrang bis zu einer halten Stunde abzumildern
Hexenschuß
Ischias
Stiche, Skorpion, bei entzündeter, heißer und roter Haut
Stiche von Insekten (einschließlich Flöhe und Moskitos), bei entzündeter, heißer und roter Haut
Verbrennungen und Verbrühungen
Vergiftungen, oral, bei brennendem Gefühl im Mund, Feuergefühl im Rachen, Schwierigkeiten beim Schlucken, bleichem und verzerrtem Gesicht
Vorsteherdrüse
Wunden, wenn leichte Berührung Krämpfe auslöst

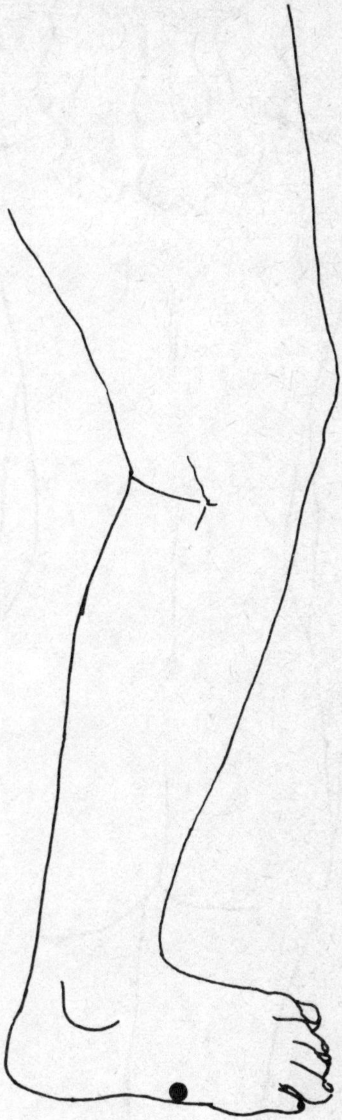

Ji-Jiu Punkt 25

An der Außenkante des Fußes, genau vor dem knochigen Vorsprung (von der Ferse aus gesehen), den man zwischen Zehen und Fußgelenk findet.

TYP 1

Hals und Nacken

TYP 2

Bisse, Spinnen
Halsverrenkung
Harnkontrollzentrum, um den Harndrang bis zu einer halben Stunde abzumildern
Stiche, Bienen und Wespen; besonders, wenn der Rachen brennt, geschwollen, dick und/ oder rot ist, zusammen mit Punkt 20

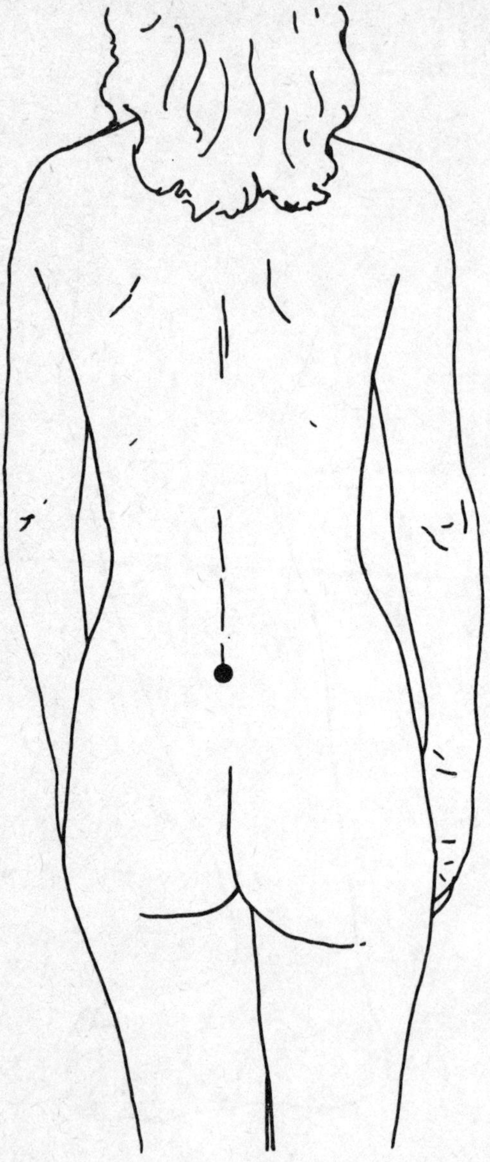

Ji-Jiu Punkt 26

Auf der Wirbelsäule, am fünften Ledenwirbel, auf einer imaginären Linie, welche die Mittelpunkte der beiden Unterarme verbindet.

TYP 1

Zahnbehandlung, alle zwei Stunden nach Zahnziehen oder schmerzhafter Zahnbehandlung

TYP 2

Bewußtlosigkeit durch Verletzungen der Wirbelsäule, wenn Atmung vorhanden und *keine* Krämpfe

Bioenergiekontrollzentrum

Blutergüsse, bei verletzter Haut, zusammen mit Punkt 103

Brüche, zur Schmerzlinderung

Fingernägel, gerissen oder gequetscht

Gehirnerschütterung durch Verletzungen der Wirbelsäule

Wunden, bei Fleischwunden

Ji-Jiu Punkt 27

Zwei Daumenbreiten über dem oberen Rand der Kniescheibe, auf der Innenseite des Oberschenkels, ungefähr auf einer Linie mit der Kuppe des inneren Fußgelenks.

TYP 1

Akne
Allergien, zusammen mit Punkt 2 und/oder Punkt 28
Blasen
Furunkel
Gerstenkorn
Haut
Regelblutung, zusammen mit Punkt 7

TYP 2

Erfrierungen, zusammen mit Punkt 2 und Punkt 28
Verbrennungen, um die Heilung zu unterstützen, zusammen mit Punkt 2 und Punkt 28

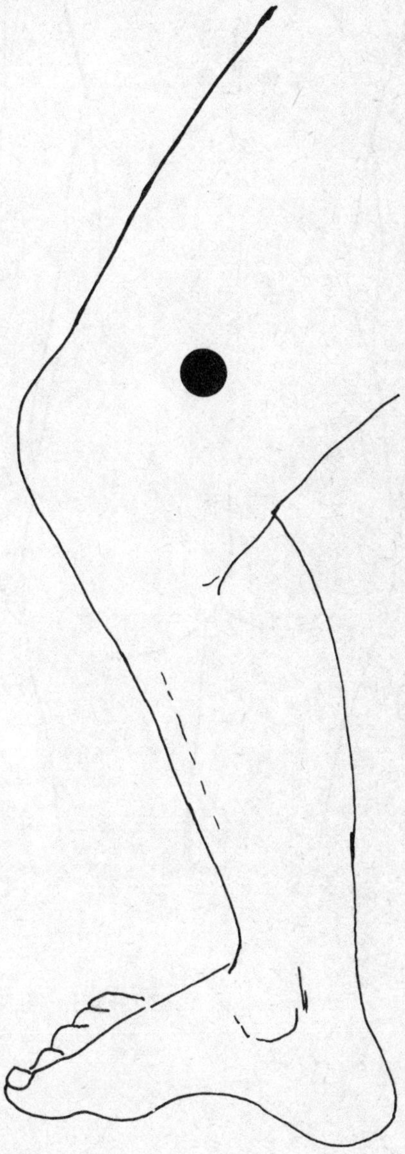

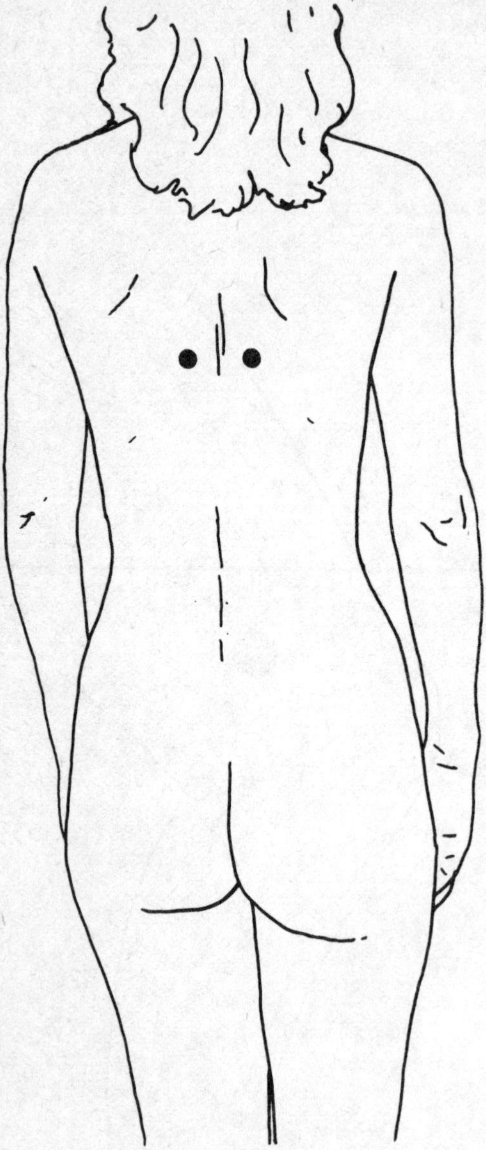

Ji-Jiu Punkt 28

Eine Daumenbreite neben der Wirbelsäule, auf einer imaginären Linie, welche die unteren Ränder der Schulterblätter verbindet.

TYP 1

Akne
Allergien, zusammen mit Punkt 2 und/oder Punkt 27
Blasen
Furunkel
Gerstenkorn
Haut

TYP 2

Blutung im Gehirn
Erfrierungen, zusammen mit Punkt 2 und/oder Punkt 27
Verbrennungen, um die Heilung der Haut zu unterstützen
Zuckerkrankheit

Ji-Jiu Punkt 29

Auf der Schulter, in der Mitte zwischen Schulterkuppe und Nacken.

TYP 1

Arm
Furunkel
Hals und Nacken
Rücken, oberer
Schulter

TYP 2

Brust, weibliche
Erfrierungen, auch, um Erfrierungen zu verhüten
Schmerzkontrollzentrum (oberer Rücken)
Wärmekontrollzentrum, um ein Gefühl der Wärme zu erzeugen, und um den Kreislauf anzuregen

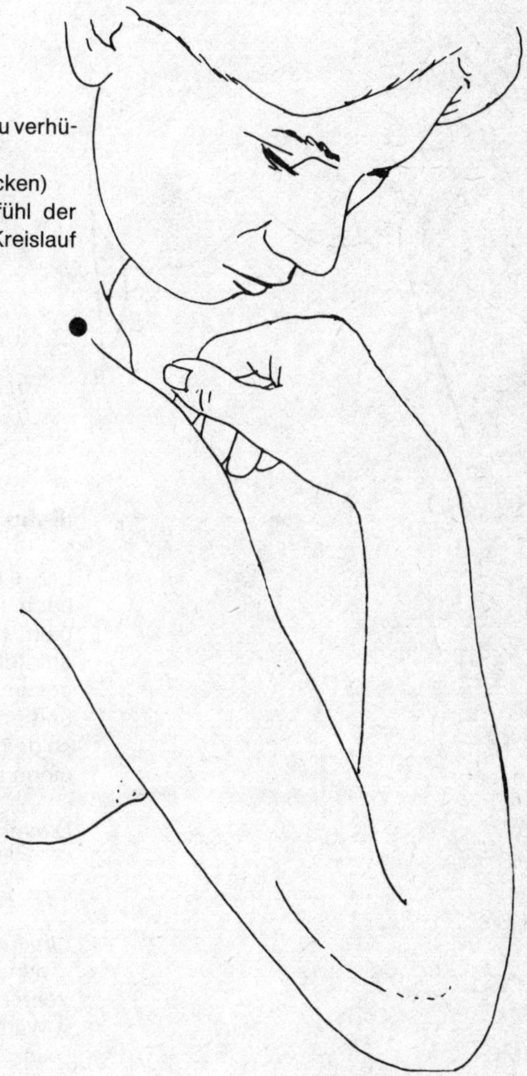

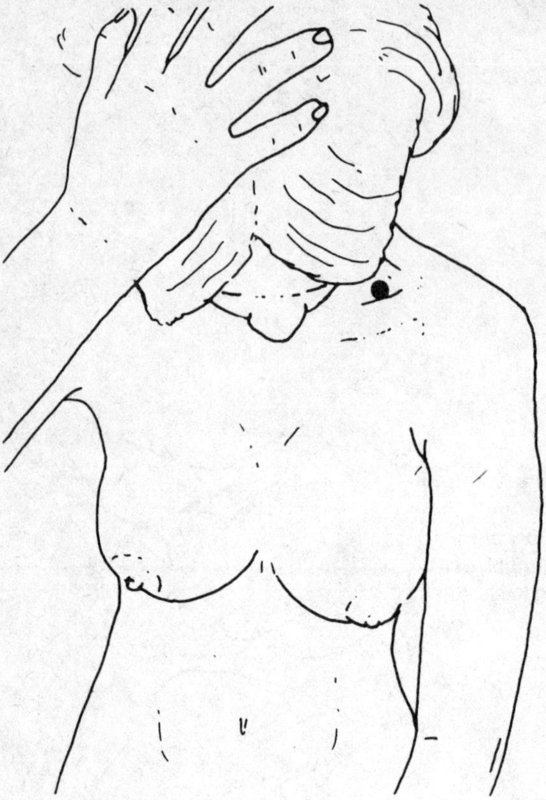

Ji-Jiu Punkt 30

Biege die Schultern so weit wie möglich nach vorne. Direkt hinter dem Schlüsselbein (Klavikula) werden zwei Mulden entstehen. Lege einen oder mehrere Finger in jede Mulde (in die tiefste Stelle) und entspanne dann die Schultern. Lasse deinen Finger an dieser Stelle und beginne mit der Massage.

Dieser Punkt hat keine Typ 1-Anwendung

TYP 2

Erfrierungen, und um Erfrierungen zu verhindern

Wärmekontrollzentrum, um ein Gefühl der Wärme zu erzeugen und um den Kreislauf anzuregen

Ji-Jiu Punkt 31

Unmittelbar unterhalb des Brustbeins (Sternum), wo die empfindlichste Stelle zu finden ist (Schwertfortsatz), in einer Linie mit dem Nabel.

TYP 1

Erbrechen und Würgen
Reisekrankheit
Seekrankheit

TYP 2

Bioenergiekontrollzentrum
Psychische Störungen, vorübergehende
Raucher-Kontrollzentrum
Schluckaufkontrollzentrum
Wutkontrollzentrum

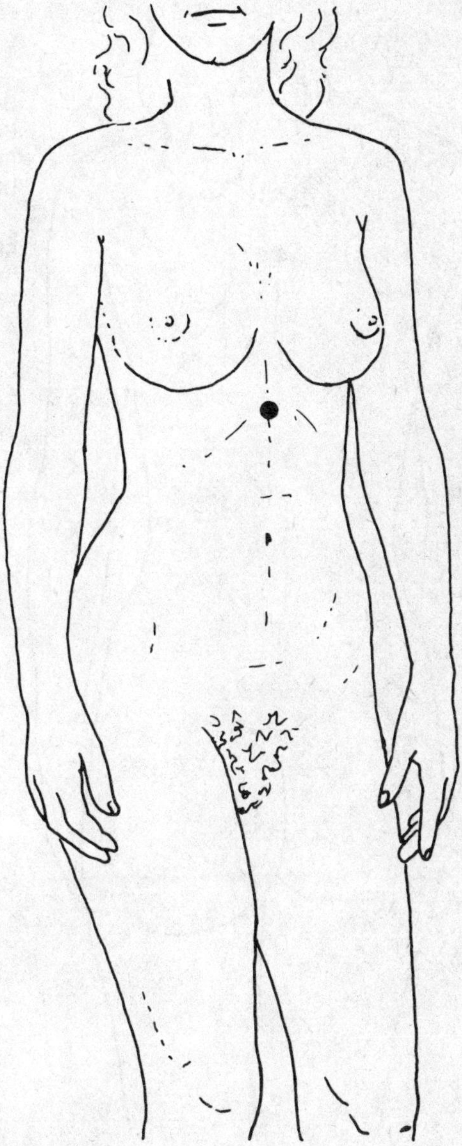

Ji-Jiu Punkt 32

Auf der Wirbelsäule, zwischen dem vierten und dem fünften Brustwirbel, in einer Linie mit der Mitte der Schulterblätter.

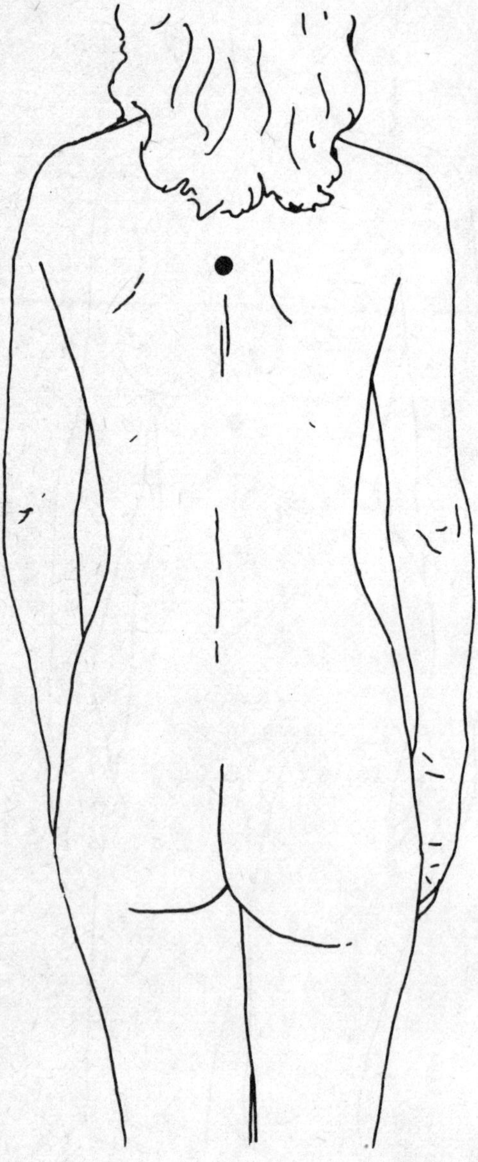

TYP 1

Nasenbluten
Nervosität (bei Kindern), nach unten massieren

TYP 2

Bewußtlosigkeit, heftige, epileptische
Bioenergiekontrollzentrum
Bisse, Tiere und Insektenstiche
Bisse tollwütiger Tiere, mehrmals stündlich massieren
Epileptische Anfälle
Krämpfe, heftige, epileptische
Psychische Störungen (selbstmörderische Handlungen)

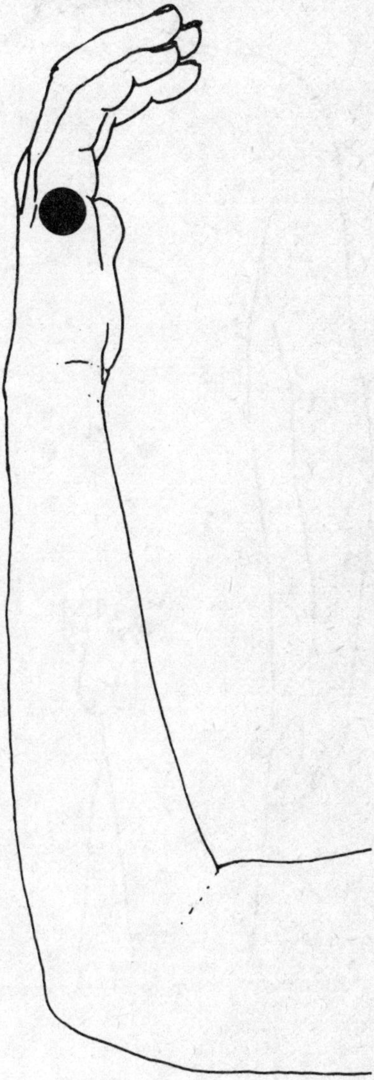

Ji-Jiu Punkt 33

Auf der äußeren Handkante, unmittelbar hinter dem letzten Knöchel des kleinen Fingers.

TYP 1

Unterarm

TYP 2

Bewußtlosigkeit, heftige, epileptische
Krämpfe, heftige, epileptische
Krämpfe in den Eingeweiden, heftige, bei feuchten Augen
Malaria
Mumps

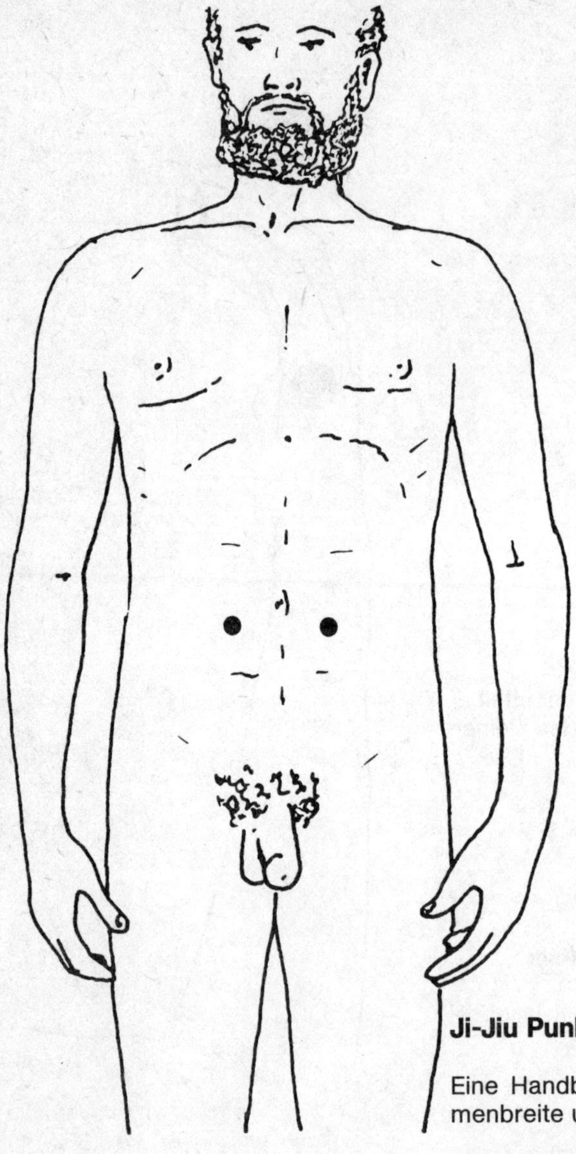

Ji-Jiu Punkt 34

Eine Handbreite neben und eine Daumenbreite unterhalb des Nabels.

Dieser Punkt hat keine Typ 1-Anwendung

TYP 2

Bewußtlosigkeit, bei bleichem Gesicht und Hysterie
Hysterie
Krämpfe, hysterische, bei bleichem Gesicht
Ohnmacht, mit hysterischen Symptomen
Verstopfung

Ji-Jiu Punkt 35

Auf dem Fußrücken, ein wenig hinter der Lücke zwischen großem und zweitem Zeh (in Richtung zum Fußknöchel).

TYP 1

Eiterbläschen und Ekzeme
Hals und Nacken
Muskelkrämpfe, zusammen mit Punkt 17
Nervosität
Schlaflosigkeit
Schulter

TYP 2

Angst bei Kindern
Angstkontrollzentrum
Beriberi
Gicht
Harnröhrenverengung
Karbunkel
Krämpfe und Anfälle bei Kindern
Leber
Regelblutung, bei übermäßigem Regelausfluß
Urogenitaltrakt
Wutkontrollzentrum

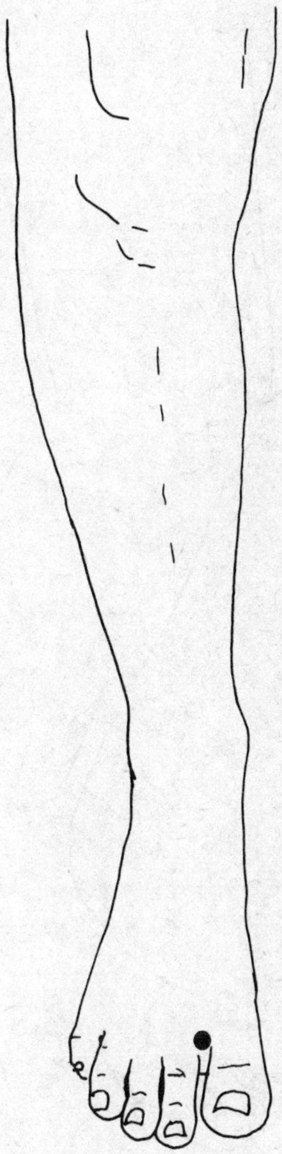

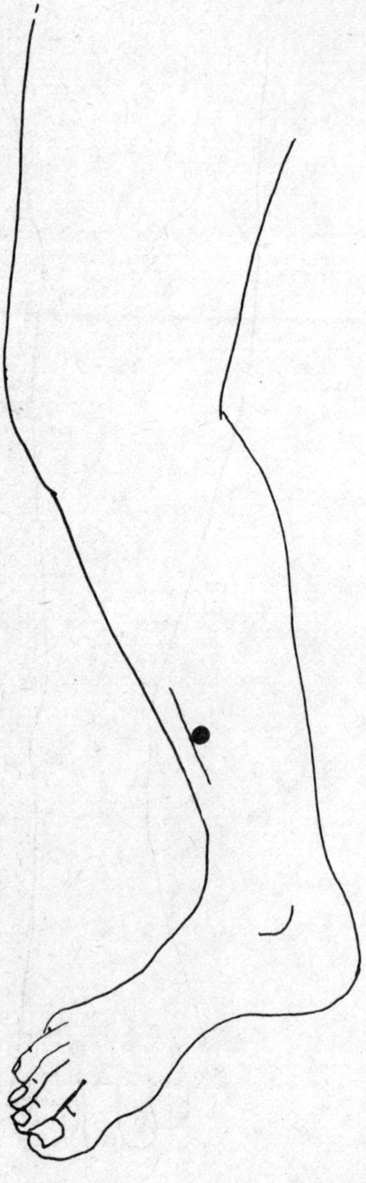

Ji-Jiu Punkt 36

Eine Handbreite und zwei Daumenbreiten über der Kuppe des *inneren* Knöchels, direkt hinter dem Schienbein.

TYP 1

Bauch, oberer
Unterleib

TYP 2

Harnröhrenverengung, zusammen mit Punkt 17 und/oder Punkt 35
Urogenitaltrakt

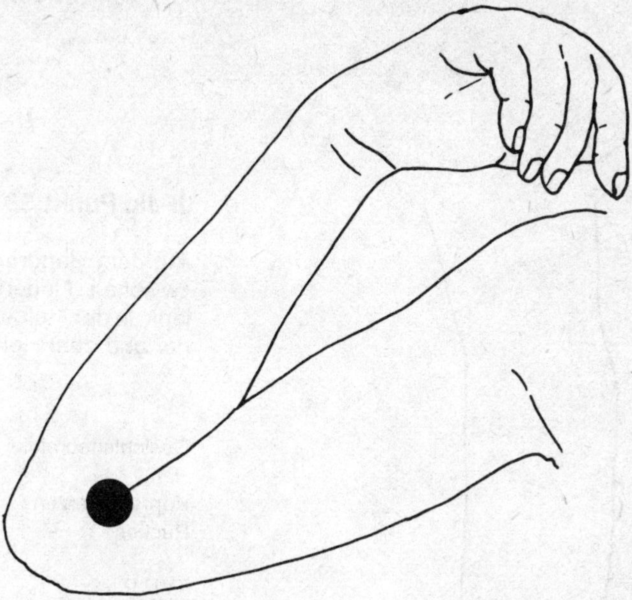

Ji-Jiu Punkt 37

Am äußersten Ende der *inneren* Falte des Ellenbogens. Beuge den Arm fest, und lege einen Finger oder Daumen auf den äußersten Punkt der Innenseite der Ellenbogenbeuge. Entspanne deinen Arm und beginne mit der Massage.

Dieser Punkt hat keine Typ 1-Anwendung

TYP 2

Angstkontrollzentrum, bei Panik und heftigem Herzklopfen
Erschöpfung, geistige
Herzjagen
Schleimbeutelentzündung
Schwindel
Unterarm

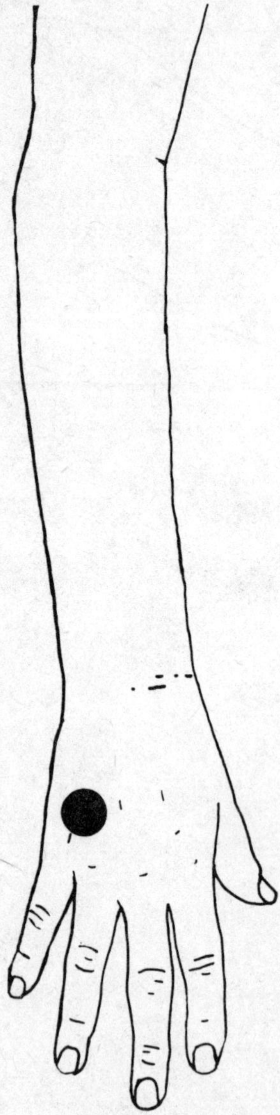

Ji-Jiu Punkt 38

Auf dem Handrücken, auf halbem Weg zwischen Fingerknöchel und Handgelenk. In der Mulde zwischen dem Ringfinger und dem kleinen Finger.

TYP 1

Gesichtsneuralgie
Hand
Kopfschmerzen
Rücken

TYP 2

Erschöpfung, körperliche
Gleichgewichtsstörung
Hexenschuß
Malaria
Mandelentzündung
Schmerzkontrollzentrum (Mitte des Rückens)
Schwindel

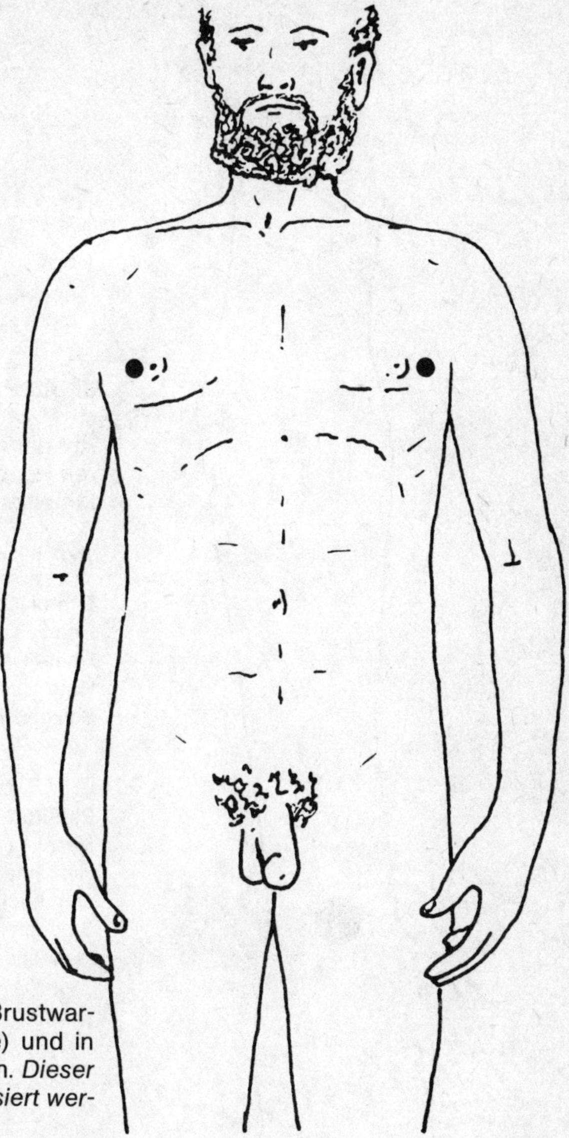

Ji-Jiu Punkt 39

Eine Daumenbreite neben den Brustwarzen (in Richtung auf die Arme) und in einer Linie mit den Brustwarzen. *Dieser Punkt soll bei Frauen nicht massiert werden.*

TYP 1

Achselhöhle, besonders wenn geschwollen und schmerzend
Unterarm

TYP 2

Herzanfall, Herzschlag
Ohnmacht durch Herzanfall

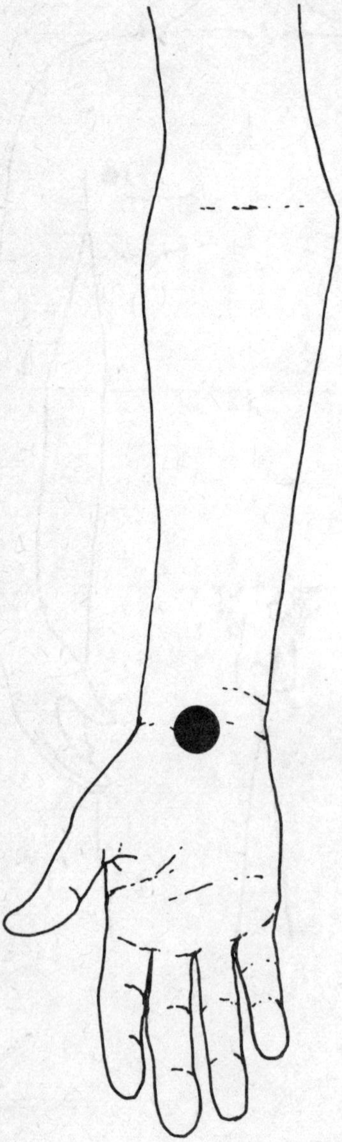

Ji-Jiu Punkt 40

Auf der ausgeprägtesten Falte des *inneren* Handgelenks, in einer Linie mit dem Mittelfinger.

TYP 1

Eiterbläschen und Ekzeme
Hand
Handgelenk
Haut
Schlaflosigkeit

TYP 2

Blutdruck, hoher
Herz
Herzanfall, Herzschlag
Ohnmacht durch Herzanfall
Schmerzkontrollzentrum (Nervenschmerzen zwischen den Rippen)

Ji-Jiu Punkt 41

Nahe dem Kugelgelenk der Hüfte. Drükke die Gesäßbacken stark zusammen. Lege einen Finger in die Vertiefung, die an der Hüfte entsteht. Entspanne das Gesäß und beginne mit der Massage.

TYP 1

Hüfte
Oberschenkel
Verstauchungen

TYP 2

Geschlechtsorgane, bei Impotenz
Geschwüre, Magen oder Zwölffingerdarm
Ischias
Lähmung, zeitweilige

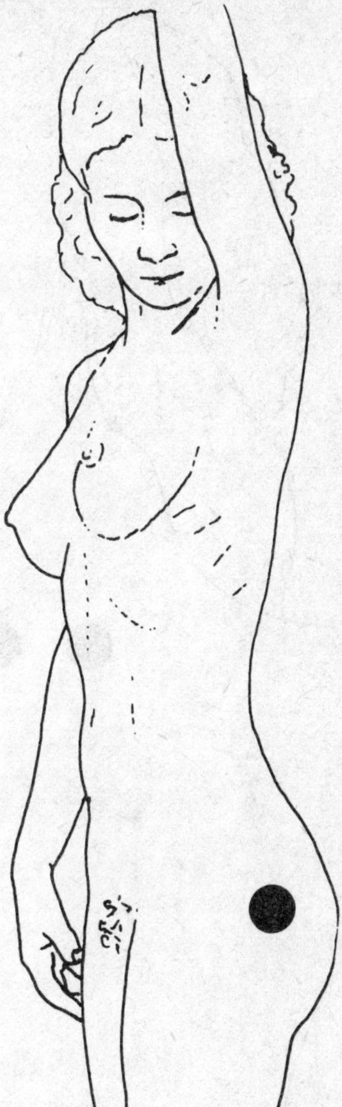

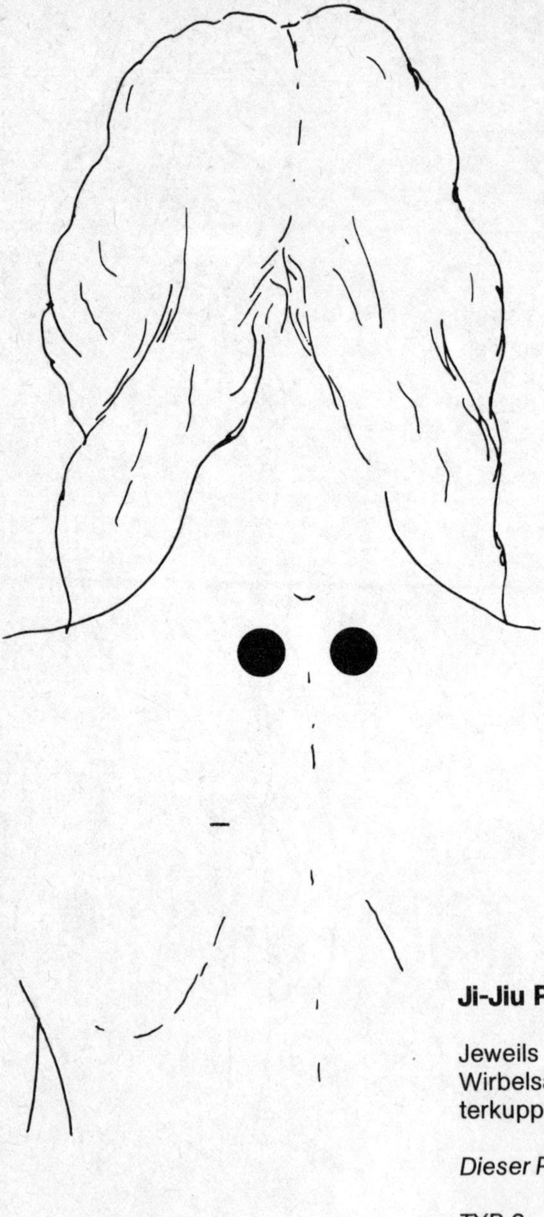

Ji-Jiu Punkt 42

Jeweils eine Daumenbreite neben der Wirbelsäule, in einer Linie mit den Schulterkuppen.

Dieser Punkt hat keine Typ 1-Anwendung.

TYP 2

Angstkontrollzentrum, bei Panik und heftigem Herzklopfen
Brüche, um eine schnellere Verbindung der Knochen zu unterstützen
Herzjagen
Knochen

Ji-Jiu Punkt 43

Auf dem Fußrücken, in der Mulde zwischen kleinem und viertem Zeh, auf halbem Weg zwischen den Zehen und dem Punkt, wo der Fuß ins Bein übergeht.

TYP 1

Hals und Nacken
Schulter

TYP 2

Blutung, hellrotes Blut; abwechselnd mit Punkt 4 anwenden, bis die Blutung aufhört
Wutkontrollzentrum

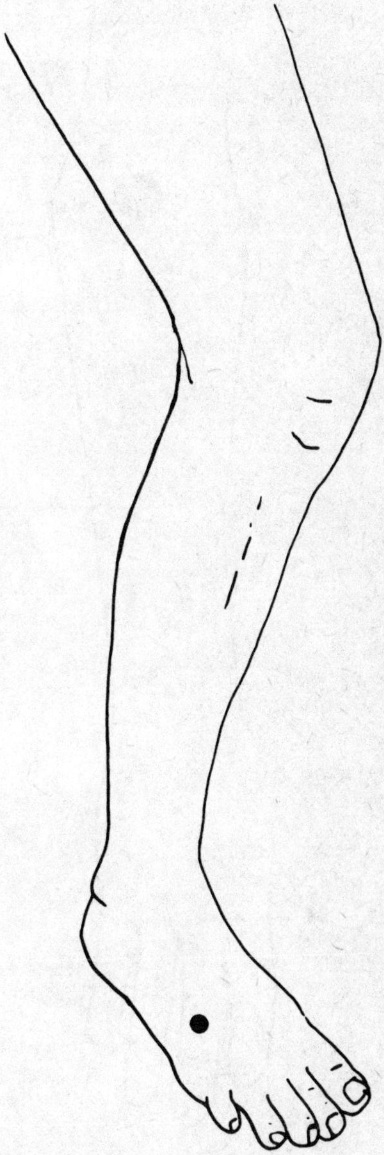

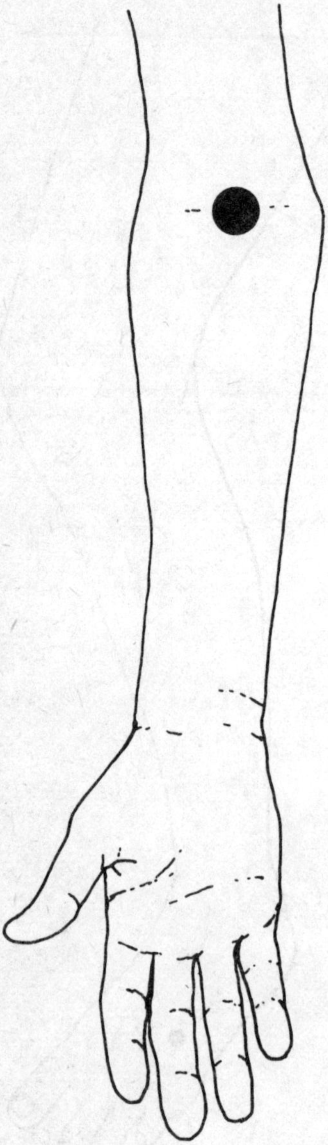

Ji-Jiu Punkt 44

In der tiefsten Mulde des inneren Ellenbogens, auf der Falte zwischen den beiden Sehnen.

TYP 1

Arm, Schmerzen im Oberarm
Durchfall
Ellenbogen
Erbrechen
Husten

TYP 2

Blutung, hellrotes Blut, nicht stark
Bronchitis
Cholera
Durstkontrollzentrum
Masern, nach Auftreten des Ausschlags
Ruhr

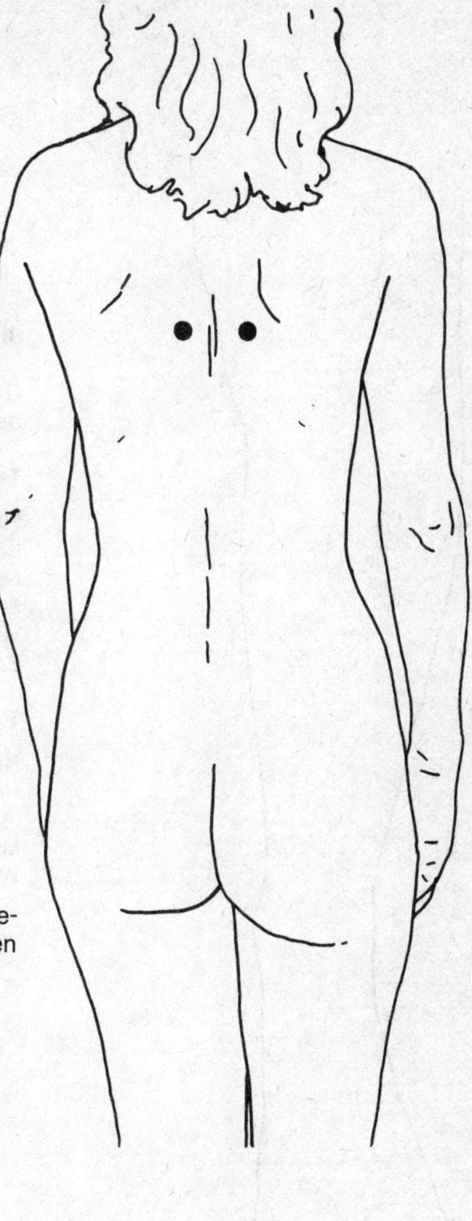

Ji-Jiu Punkt 45

Auf beiden Seiten der Wirbelsäule, genau über einer Linie, die den unteren Rand der Schulterblätter verbindet.

TYP 1

Angst
Nervosität, leichte oder starke
Ohr
Ohrenschmerzen

TYP 2

Atemkontrollzentrum
Gefühllosigkeit, körperliche
Schluckaufkontrollzentrum, nach unten massieren

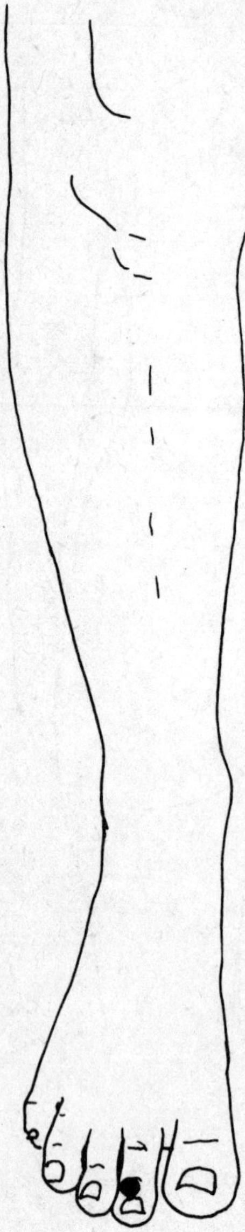

Ji-Jiu Punkt 46

Genau unter dem zweiten Zehnagel, auf der zum kleinen Zeh hin gelegenen Seite.

TYP 1

Fuß
Kater
Nasennebenhöhlenentzündung
Schlaflosigkeit, zusammen mit Punkt 15
Verdauungsstörungen
Zahnschmerzen (Oberkiefer)

TYP 2

Herz, zusammen mit Punkt 15
Herzanfall, Herzschlag, zusammen mit Punkt 15
Mandelentzündung
Wunden, wenn leichte Berührung Krämpfe verursacht, zusammen mit Punkt 24 und Punkt 57

Ji-Jiu Punkt 47

Auf der Wirbelsäule, im Zwischenraum zwischen erstem und zweitem Brustwirbel. Annähernd auf einer Linie, welche die Schulterkuppen verbindet.

TYP 1

Hals und Nacken
Rücken
Schulter

TYP 2

Bioenergiekontrollzentrum
Höhenkrankheit
Psychische Störungen, bei vorübergehender Depression
Schmerzkontrollzentrum (Nacken, Schultern, oberer Teil des Rückens)
Schwindel

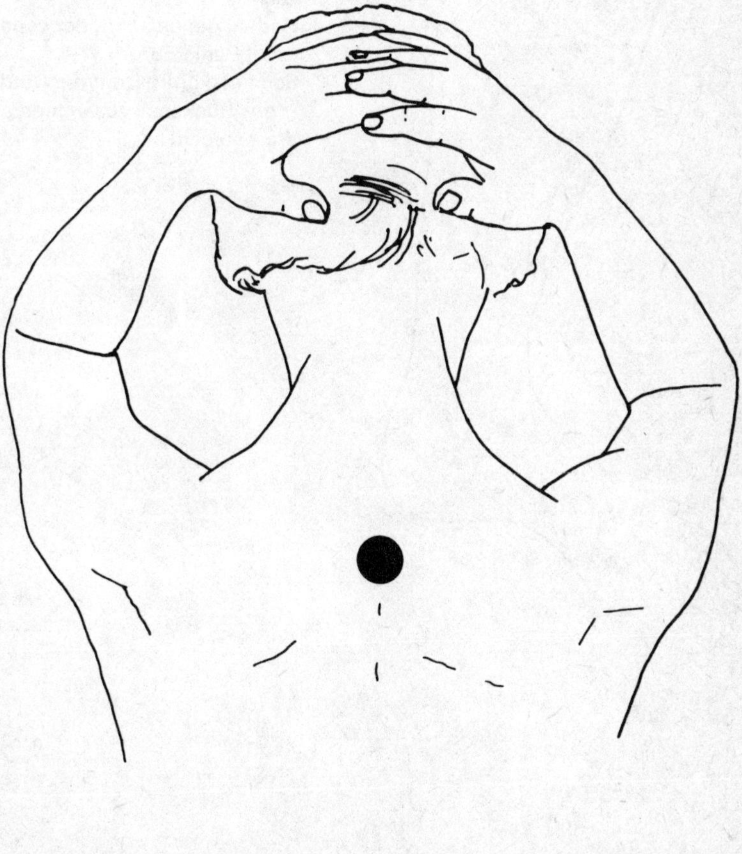

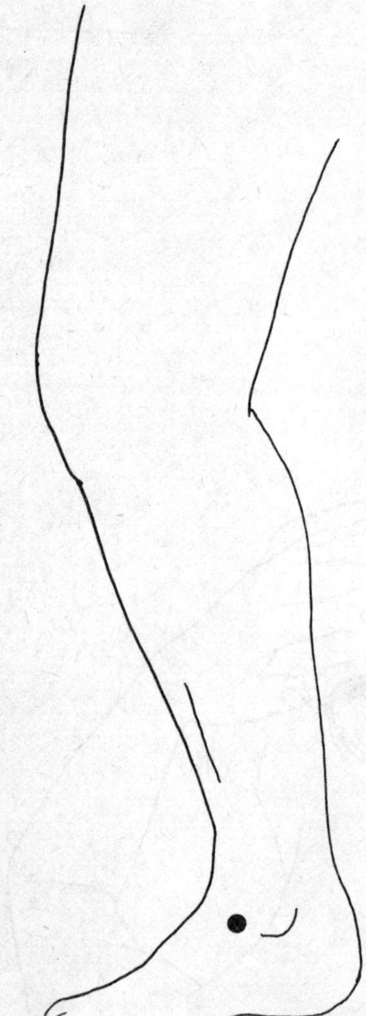

Ji-Jiu Punkt 48

Eine Daumenbreite vor der Kuppe des *inneren* Fußknöchels.

TYP 1

Erbrechen und Würgen
Fuß
Husten
Verstopfung

TYP 2

Ersticken, zusammen mit Punkt 58
Gicht
Hoden, gequetscht oder verletzt, zusammen mit Punkt 58
Schmerzkontrollzentrum (Hoden, unterer Teil des Rückens), zusammen mit Punkt 58
Wassersucht

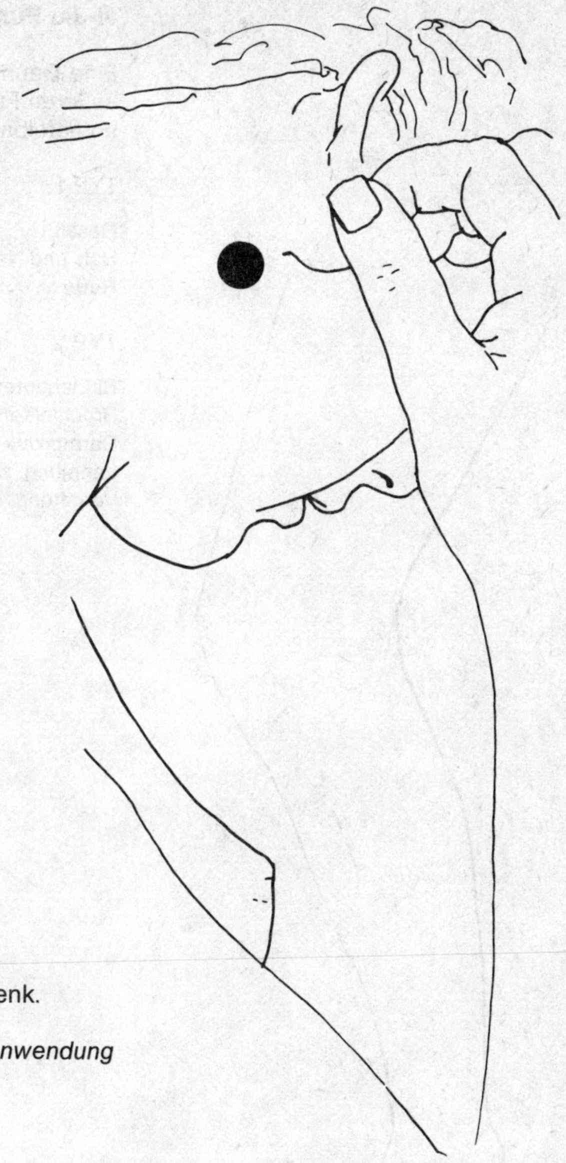

Ji-Jiu Punkt 49

Unter dem Ohr, am Kiefergelenk.

Dieser Punkt hat keine Typ 1-Anwendung

TYP 2

Hexenschuß
Vergiftung

Ji-Jiu Punkt 50

Eine Daumenbreite vor der Kuppe des *äußeren* Fußknöchels, in der Mulde, die unmittelbar vor der Knöchelkuppe liegt.

TYP 1

Gesäß
Hals und Nacken
Hüfte

TYP 2

Bindehautentzündung
Bruchleiden
Darmprobleme, heftige
Lähmung, zeitweilige
Vergiftung, oral; bei heftigen Bauschmerzen

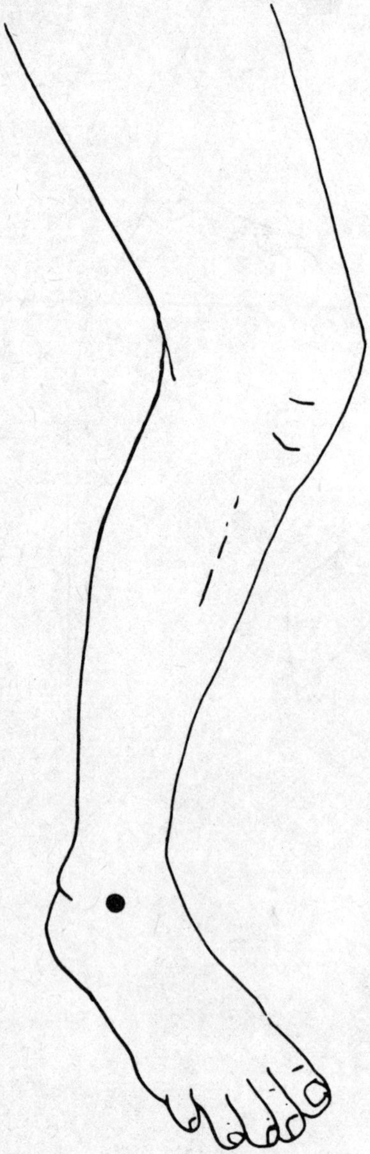

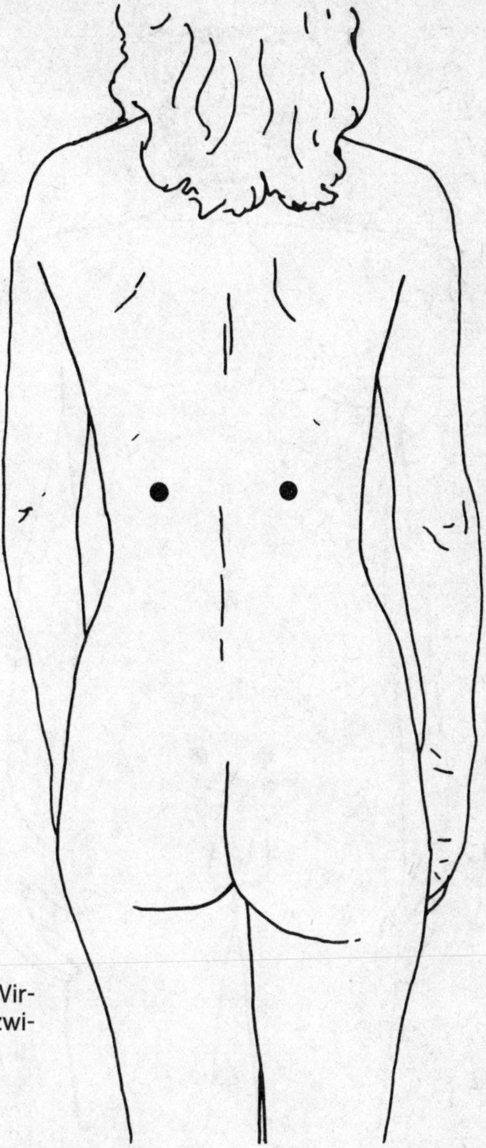

Ji-Jiu Punkt 51

Jeweils eine Handbreite neben der Wirbelsäule, auf einer gedachten Linie zwischen den Ellenbogen.

TYP 1

Rücken

TYP 2

Vergiftung, oral, bei brennendem Mund, trockenem, brennendem und stark geschwollenem Rachen, bei bleichem und elend aussehendem Gesicht

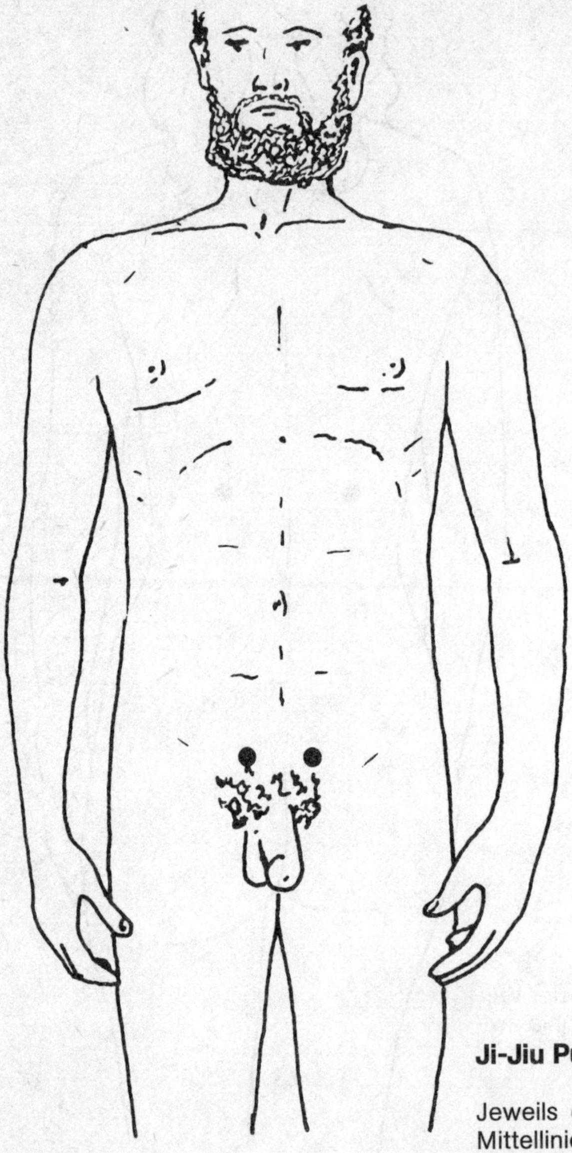

Ji-Jiu Punkt 52

Jeweils eine Daumenbreite neben der Mittellinie auf der Vorderseite des Körpers, genau am Schamhaaransatz oder ein wenig darüber.

Dieser Punkt hat keine Typ 1-Anwendung

TYP 2

Vergiftung, oral, bei brennendem Mund, brennendem und stark geschwollenem Rachen, bleichem und elend aussehendem Gesicht

Ji-Jiu Punkt 53

Auf dem Fußrücken, wo der Fuß in das Bein übergeht, in einer Linie mit dem zweiten Zeh.

TYP 1

Zahnfleischentzündung, bei blutendem Zahnfleisch
Zahnschmerzen

TYP 2

Bronchitis
Vergiftung durch Lebensmittel; bei Ruhelosigkeit, Erschöpfung, brennenden Schmerzen, Übelkeit, geschwollenem Gesicht; bei bleichem, kaltem und verschwitztem Gesicht zusammen mit Punkt 18

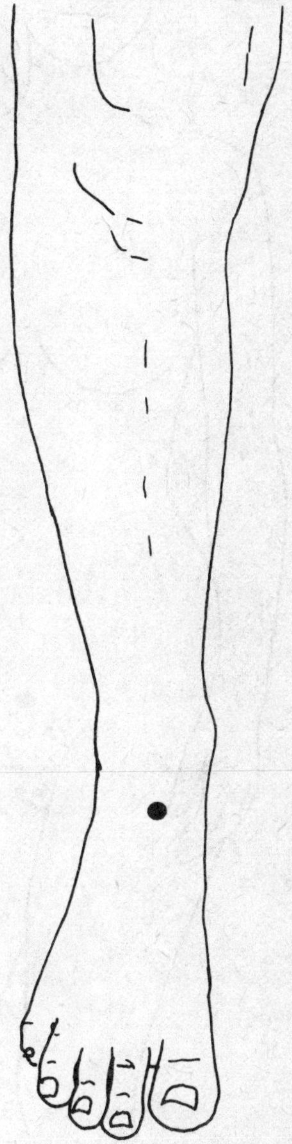

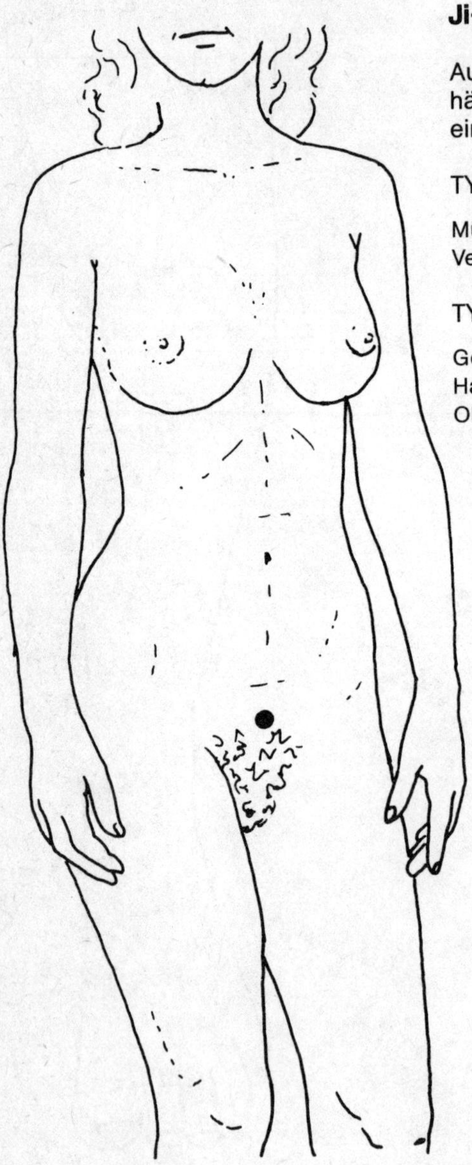

Ji-Jiu Punkt 54

Auf der Mittellinie der vorderen Körperhälfte, genau am Schamhaaransatz oder ein wenig darunter.

TYP 1

Müdigkeit, anhaltende
Verstauchungen

TYP 2

Geschlechtsorgane, innere und äußere
Harnblase
Ohnmacht

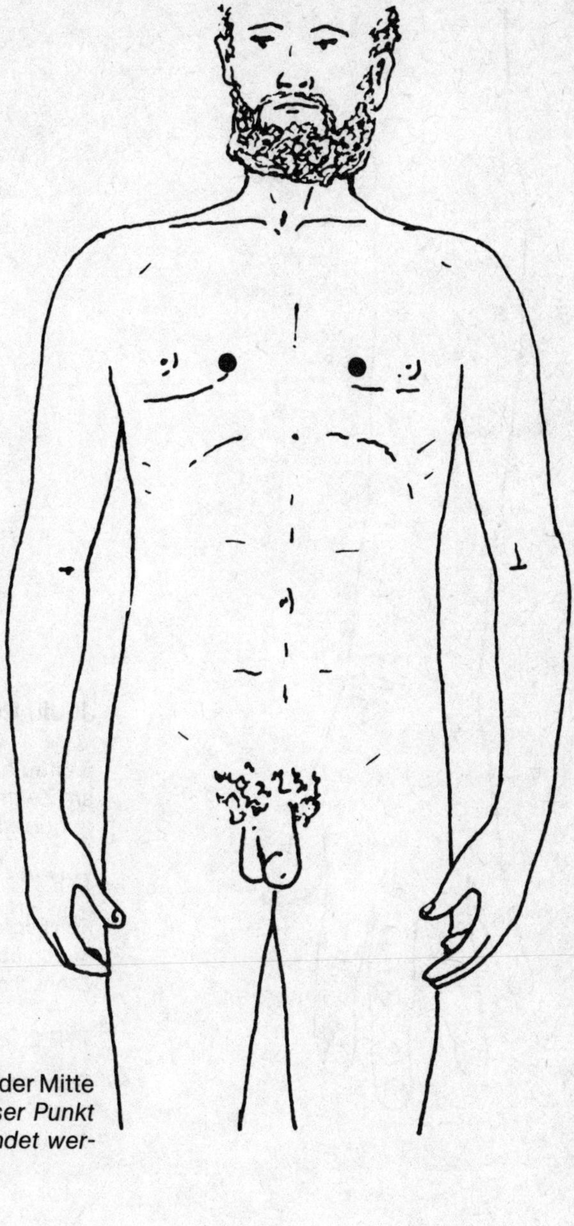

Ji-Jiu Punkt 55

Zwischen den Brustwarzen und der Mitte des Brustbeins (Sternum). *Dieser Punkt sollte bei Frauen nicht angewendet werden.*

TYP 1

Husten

TYP 2

Bronchitis
Sonnenstich, stark

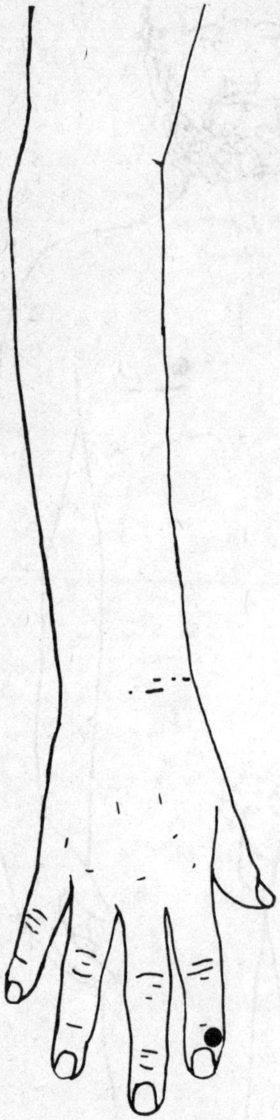

Ji-Jiu Punkt 56

Genau hinter der Ecke des Fingernagels am Zeigefinger, auf der dem Daumen gegenüberliegenden Seite.

TYP 1

Kehlkopfenzündung
Kiefer, oberer
Zahnschmerzen

TYP 2

Taubheit, partielle (Schwerhörigkeit), plötzliche
Zahnbehandlung, während der Behandlung

Ji-Jiu Punkt 57

An der Bein*innen*seite, unmittelbar unter einer gedachten Linie zum unteren Kniescheibenrand, in der konkaven Vertiefung, die unmittelbar über der Wade liegt. In einer Linie mit der Kuppe des *inneren* Fußknöchels.

TYP 1

Knie
Muskelkrämpfe

TYP 2

Ischias
Geschlechtsorgane, bei Impotenz
Wassersucht
Wunden, wenn leichte Berührung Krämpfe und/oder stechende Schmerzen auslöst (nur am linken Bein anwenden)

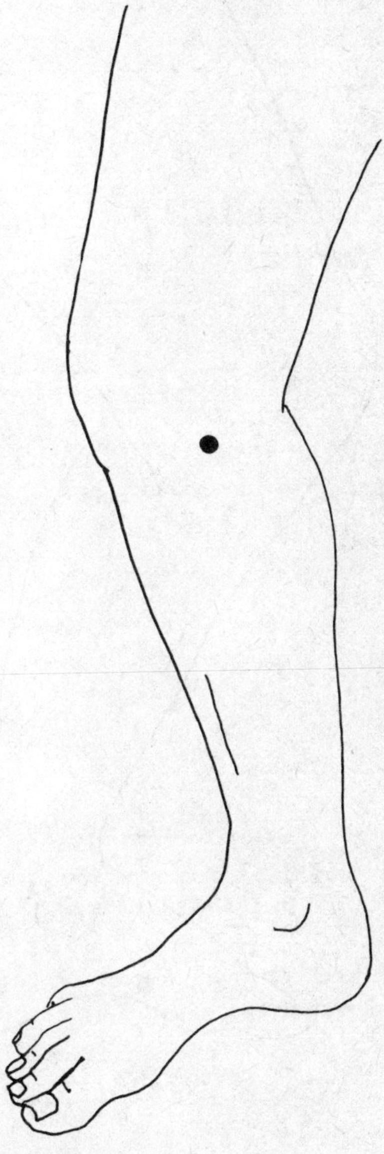

Ji-Jiu Punkt 58

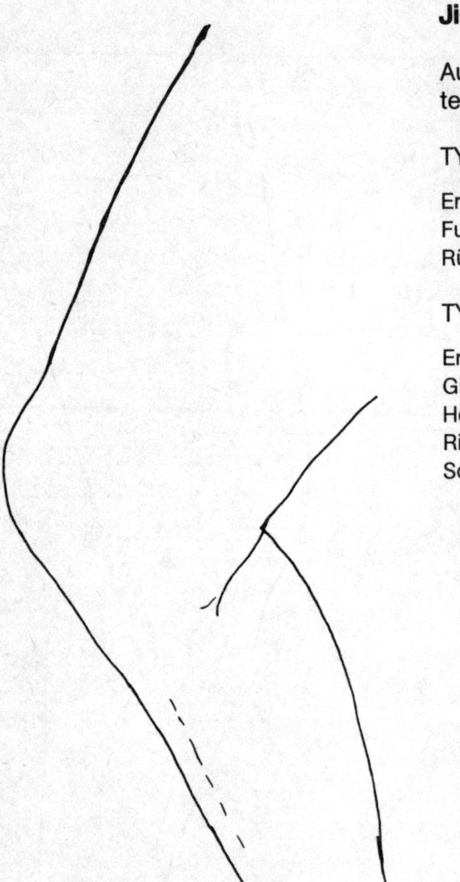

Auf der *Innen*kante des Fußes, in der Mitte zwischen Ferse und großem Zeh.

TYP 1

Erbrechen und Würgen
Fuß
Rücken, unterer

TYP 2

Ersticken, zusammen mit Punkt 48
Gicht
Hoden, bei schweren Verletzungen
Rippenfellentzündung
Schmerzkontrollzentrum (Hoden, unterer Rücken), zusammen mit Punkt 7 und Punkt 48

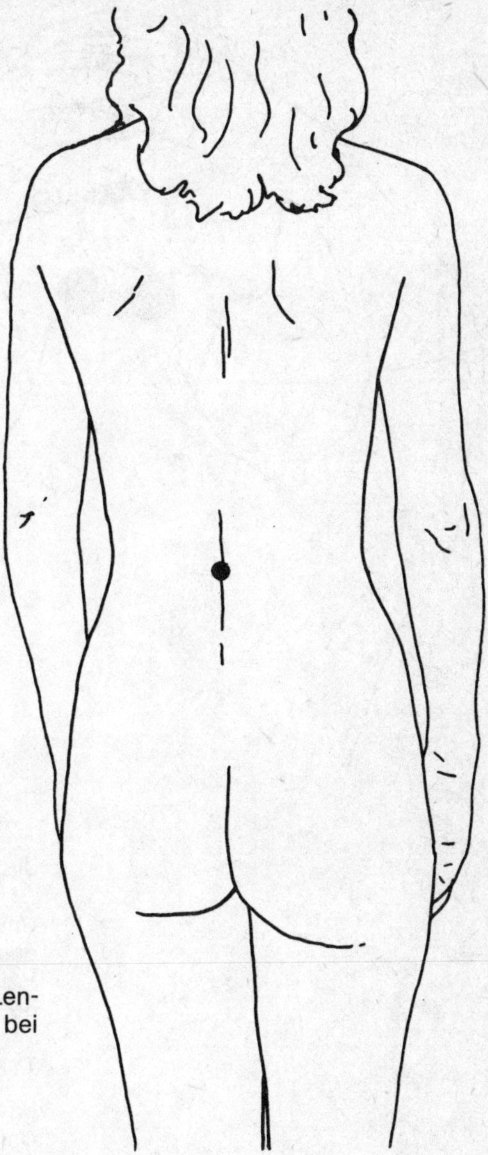

Ji-Jiu Punkt 59

Auf der Wirbelsäule, auf dem dritten Lendenwirbel, in einer Linie mit der Taille bei Menschen mit „normaler" Taille.

TYP 1

Kopfschmerzen
Schlaflosigkeit

TYP 2

Erschöpfung, starke, körperliche und/oder geistige
Harnröhrenverengung
Schmerzkontrollzentrum (Unterleib und unterer Rücken zusammen)

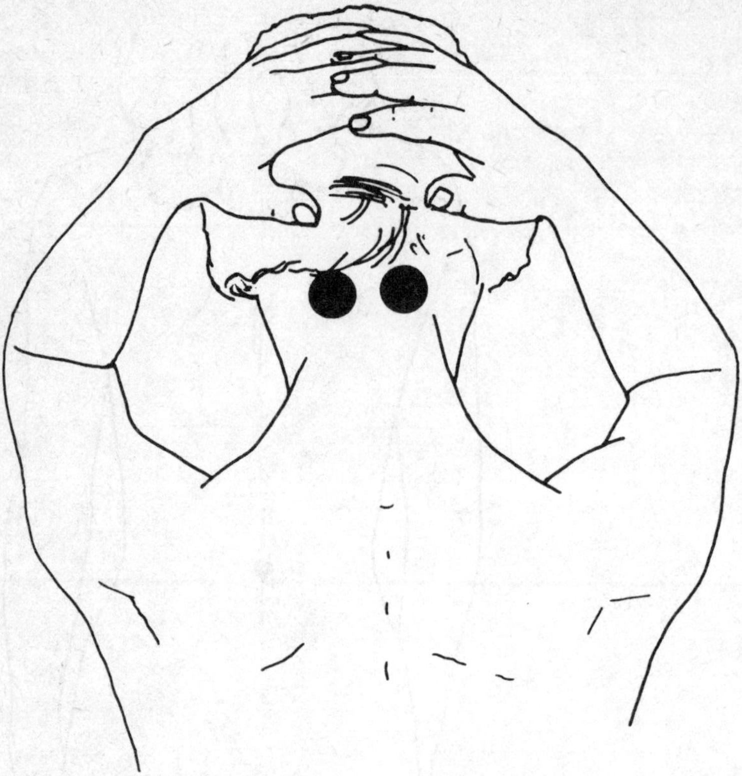

Ji-Jiu Punkt 60

Unmittelbar unterhalb des Schädelrandes, auf beiden Seiten des obersten Halswirbels, dort, wo die Wirbelsäule auf den Schädel trifft.

TYP 1

Nasenbluten
Ohrenschmerzen
Schnupfen

TYP 2

Angstkontrollzentrum, bei Panik und heftigem Herzklopfen
Benommenheit
Herzjagen

Ji-Jiu Punkt 61

Eine Handbreite über der ausgeprägtesten Falte des *oberen* Handgelenks, auf einer Linie mit dem Mittelfinger.

TYP 1

Arm
Eiterbläschen und Ekzeme
Erbrechen und Würgen
Hand
Husten
Lendengegend
Rücken
Schulter

TYP 2

Asthma
Cholera
Fieberkontrollzentrum
Lungenentzündung
Schmerzkontrollzentrum (Brust, Rippen, Arm, Schulter, Lenden)
Wundstarrkrampf

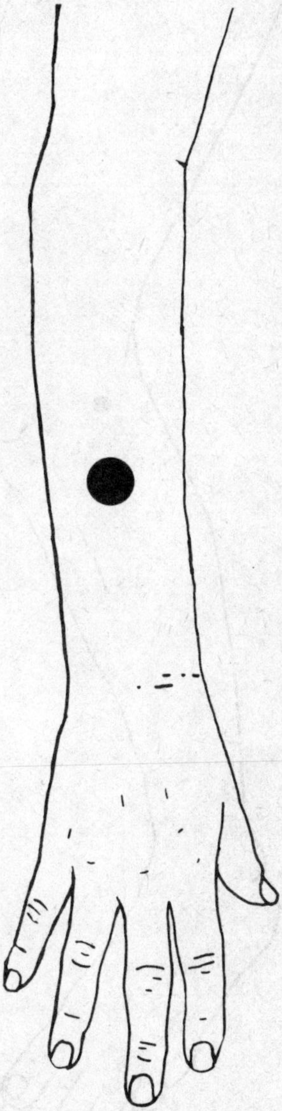

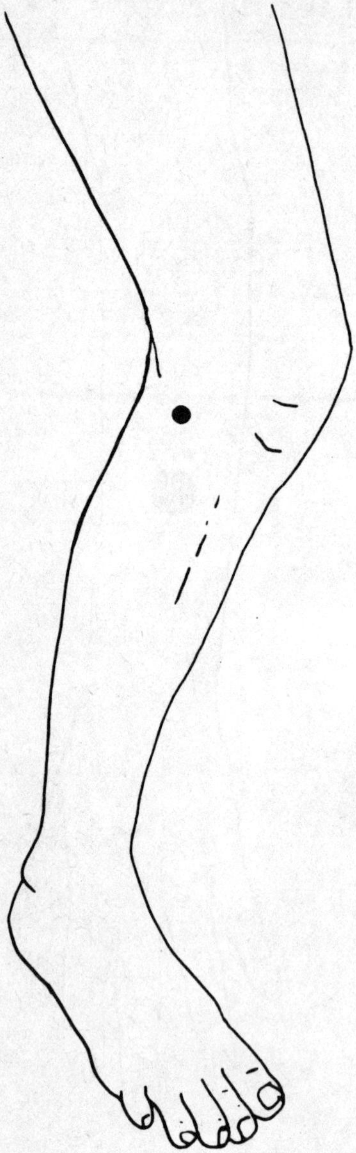

Ji-Jiu Punkt 62

Ein wenig unterhalb einer gedachten Linie zum Kniescheibenrand, auf der Bein*außen*seite, in der kleinen Vertiefung, die bei ganz gestrecktem Knie entsteht. In einer Linie mit der Kuppe des *äußeren* Fußknöchels.

TYP 1

Bein
Knie
Magen
Muskelkrämpfe, bei nächtlichem Beinkrampf
Muskeln
Muskelzerrungen
Verstauchungen
Verstopfung

TYP 2

Angstkontrollzentrum, bei extremer Angst
Bruchleiden
Irrationalität, zeitweilige
Vitalitätskontrollzentrum

Ji-Jiu Punkt 63

Eine Hand- und eine Daumenbreite über der Kuppe des *äußeren* Fußknöchels.

TYP 1

Gesäß
Hüfte
Knie

TYP 2

Ischias
Kropf
Lähmung, zeitweilige
Schmerzkontrollzentrum

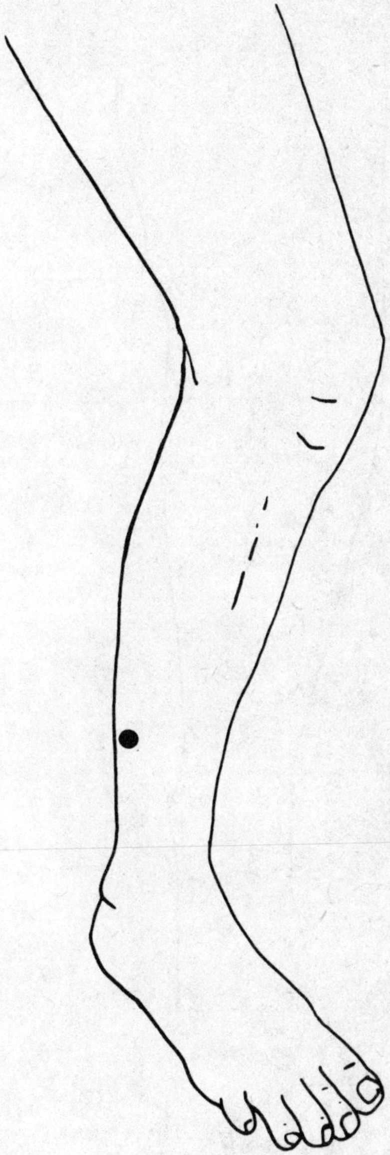

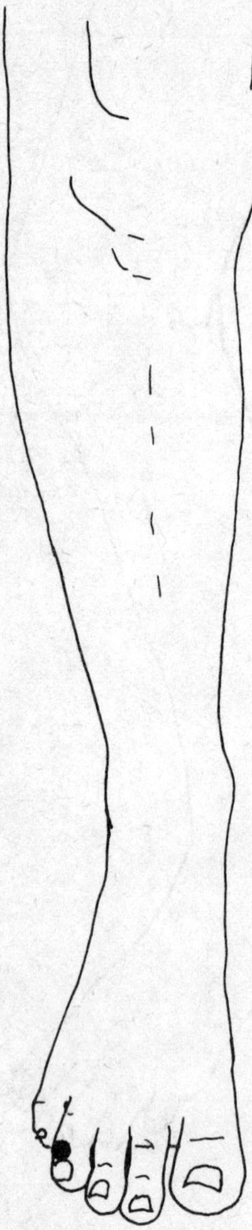

Ji-Jiu Punkt 64

Unmittelbar hinter der Ecke des vierten Zehennagels, auf der dem kleinen Zeh gegenüberliegenden Seite.

TYP 1

Husten
Kopfschmerzen
Ohr
Schlaflosigkeit

TYP 2

Schlafkontrollzentrum
Taubheit, partielle (Schwerhörigkeit), plötzliche, vorübergehende

Ji-Jiu Punkt 65

Zwei Handbreiten und eine Daumenbreite über der Kuppe des *äußeren* Fußknöchels. Und nahezu auf einer senkrechten Linie mit dem äußeren Fußknöchel, jedoch ein wenig dahinter gelegen.

TYP 1

Hämorrhoiden
Husten, zusammen mit Punkt 20
Mastdarm
Mund, zusammen mit Punkt 20
Muskelkrämpfe, bei nächtlichem Beinkrampf
Rachen, zusammen mit Punkt 20
Verstopfung

TYP 2

Atemkontrollzentrum
Blasenentzündung
Epileptischer Anfall
Gleichgewichtsstörung
Hexenschuß
Schwindel
Vitalitätskontrollzentrum

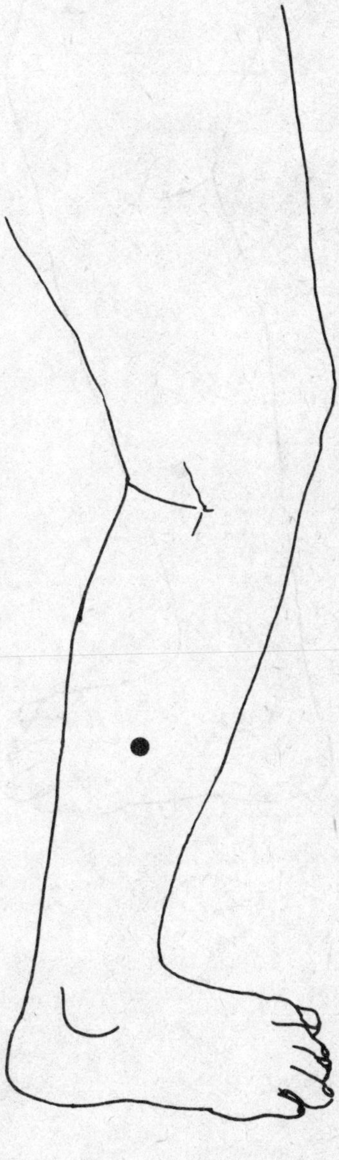

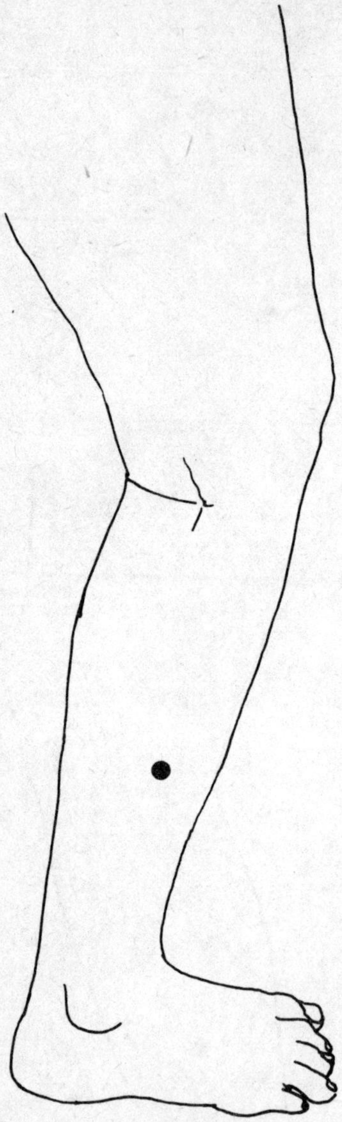

Ji-Jiu Punkt 66

Zwei Handbreiten über der Kuppe des *äußeren* Fußknöchels und ein wenig vor einer senkrechten Linie, die durch den äußeren Knöchel führt.

TYP 1

Auge
Migräne

TYP 2

Auge, zusammen mit Punkt 17
Leber
Wutkontrollzentrum

Ji-Jiu Punkt 67

Wo der Fuß in das Bein übergeht, auf einer Linie mit der Lücke zwischen zweitem und drittem Zeh.

TYP 1

Fuß
Hüfte
Kopfschmerzen
Verstopfung
Zahnfleischentzündung, bei blutendem Zahnfleisch
Zahnschmerzen

TYP 2

Gleichgewichtsstörung

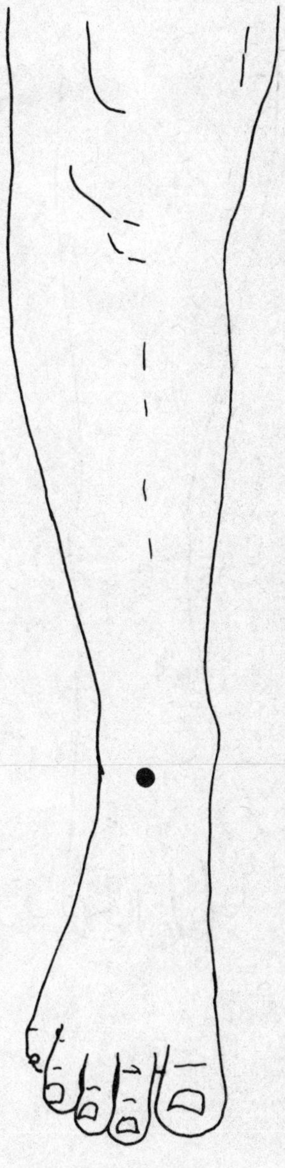

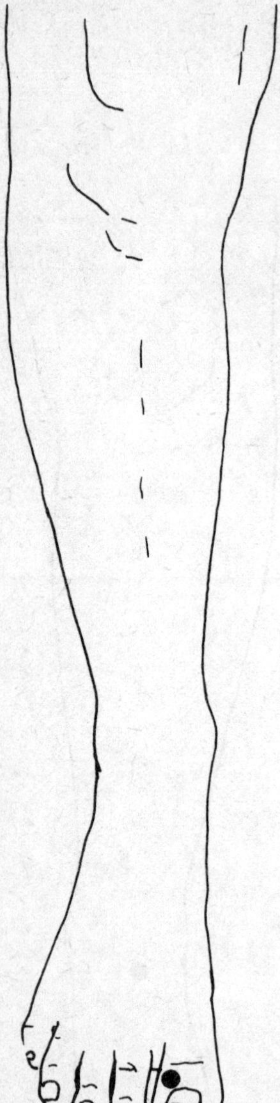

Ji-Jiu Punkt 68

Unmittelbar hinter dem Nagel der großen Zehe, in der Nähe der Ecke, die den anderen Zehen gegenüberliegt.

TYP 1

Bauchschmerzen
Fuß
Kopfschmerzen
Verstopfung

TYP 2

Bewußtlosigkeit
Bruchleiden
Gonorrhoe
Harnröhrenverengung
Ohnmacht
Regelblutung, bei übermäßigem Regelausfluß
Schlafkontrollzentrum
Schmerzkontrollzentrum (Penis, Gebärmutter, usw.)
Urogenitaltrakt
Wunden durch Stiche
Wundstarrkrampf

Ji-Jiu Punkt 69

Auf der Fußsohle, in der Mitte, unmittelbar hinter dem Ballen (dem am stärksten gepolsterten vorderen Teil).

TYP 1

Angst
Erkältungen und Grippe
Fuß
Kopf
Kopfschmerzen (Schädeldecke)
Rücken, unterer

TYP 2

Angst bei Kindern
Bioenergiekontrollzentrum
Blutdruck, hoher, zusammen mit Punkt 3
Gleichgewichtsstörung
Harnröhrenverengung
Hysterie und Panik
Kreislaufschock, Schläge mit dem Fingerknöchel: 12 mal
Nieren

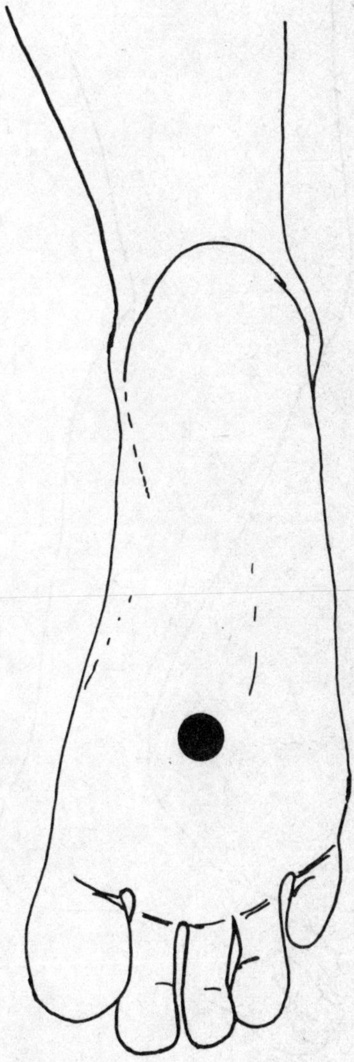

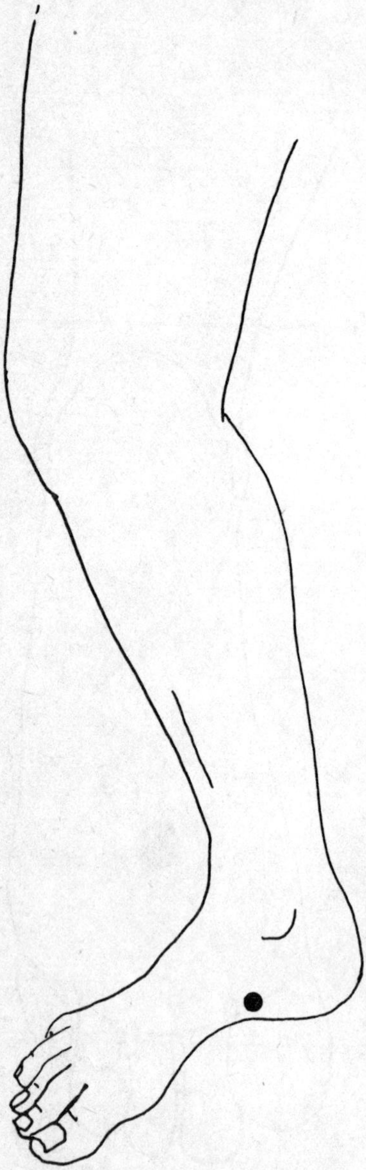

Ji-Jiu Punkt 70

Auf der Fuß*innen*kante, von der Fersenspitze aus eine Handbreite nach vorne (in Richtung auf die Zehen).

TYP 1

Fuß
Nächtliches Schwitzen, während des Schlafes
Rücken, unterer

TYP 2

Blasenentzündung
Geschlechtsorgane, innere und äußere
Krämpfe bei Kindern

Ji-Jiu Punkt 71

Auf einer Linie zwischen der Kuppe des *inneren* Fußknöchels und der Ferse, zwei Daumenbreiten vor der Fersenspitze.

TYP 1

Angst
Erbrechen
Verstopfung

TYP 2

Bei Störungen ernsterer Natur, die im Zusammenhang mit Symptomen vom Typ 1 stehen.

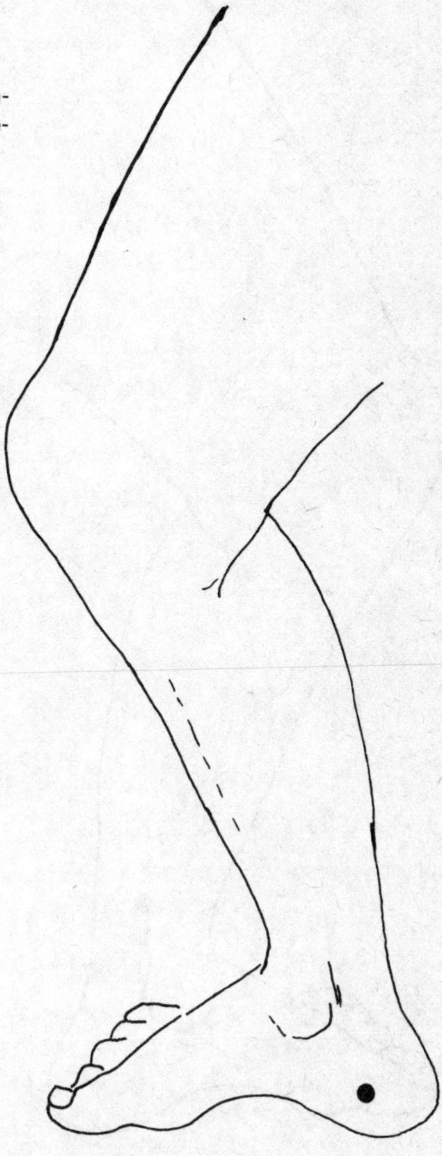

Ji-Jiu Punkt 72

Zwei Daumenbreiten über der Kuppe des *inneren* Fußknöchels, noch auf der Beininnenseite, aber schon fast auf der Rückseite des Beines.

TYP 1

Blähungen
Fuß
Fußgelenk, besonders wenn geschwollen
Hämorrhoiden, blutende
Schulter, besonders Schultergelenk
Unterarm
Zahnschmerzen

TYP 2

Gonorrhoe
Hoden, gequetschte oder verletzte
Lähmung der unteren Gliedmaßen, zeitweilige
Schweißkontrollzentrum, zusammen mit Punkt 13
Vorsteherdrüse
Wassersucht
Zuckerkrankheit

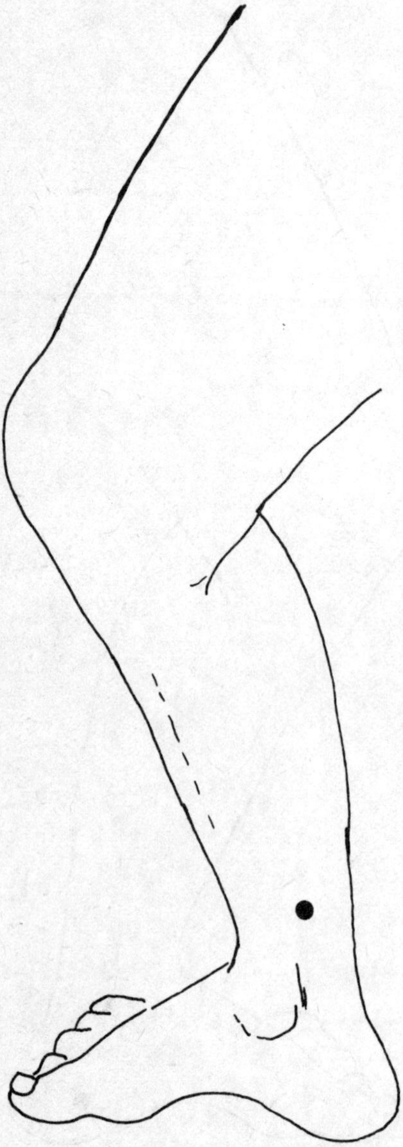

Ji-Jiu Punkt 73

Auf der Falte in der Kniebeuge, zur Beininnenseite hin. *Diesen Punkt nicht anwenden, wenn du unter Krampfadern leidest.*

Dieser Punkt hat keine Typ 1-Anwendung.

TYP 2

Bauch, geschwollener
Geschlechtsorgane, innere und äußere
Oberschenkel, besonders bei Schmerzen an der Innenseite
Schmerzkontrollzentrum (Geschlechtsorgane, Oberschenkel)

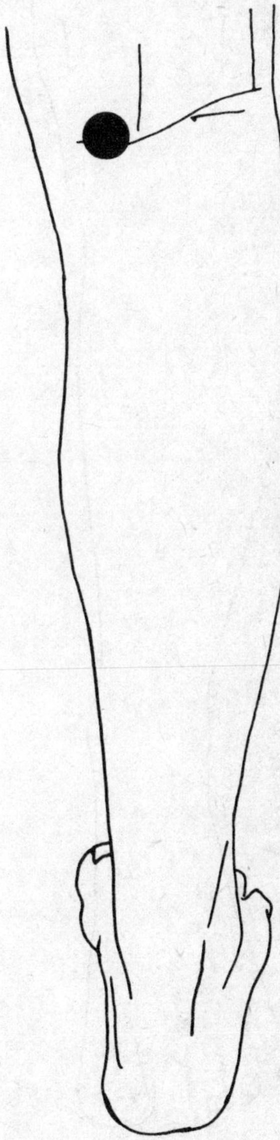

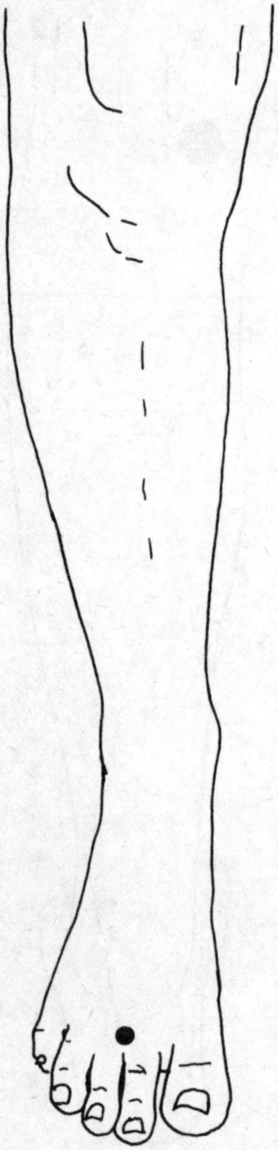

Ji-Jiu Punkt 74

Unmittelbar hinter der Spalte zwischen zweitem und drittem Zeh.

TYP 1

Blähungen
Nasenbluten
Zahnfleischentzündung, bei blutendem Zahnfleisch
Zahnschmerzen (Oberkiefer)

TYP 2

Gicht

Ji-Jiu Punkt 75

Unmittelbar hinter der *äußeren* Ecke des kleinen Zehennagels. *Dieser Punkt soll nicht angewendet werden, wenn Veranlagung für chronische Schmerzen um die Augen besteht.*

TYP 1

Augen (siehe oben)
Kopfschmerzen
Schnupfen

TYP 2

Geburt, um die Entbindung zu erleichtern
Lähmung, zeitweilige
Schmerzkontrollzentrum
Verbrennungen und Verbrühungen

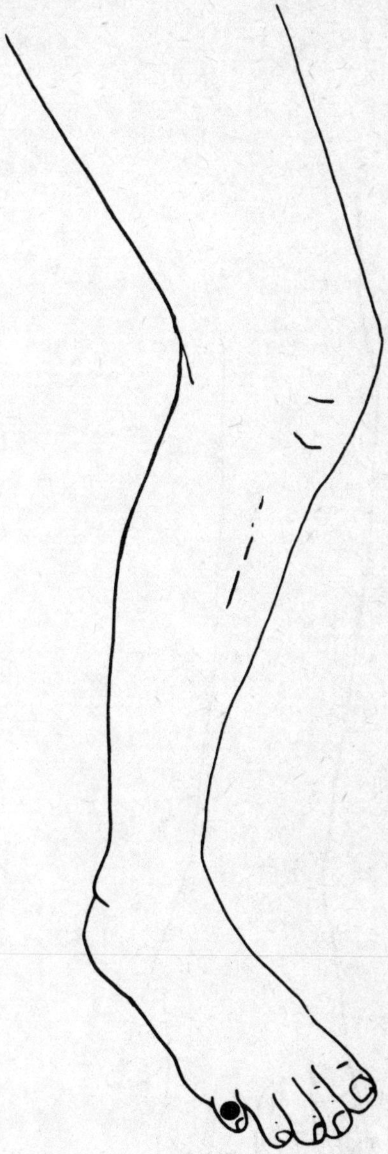

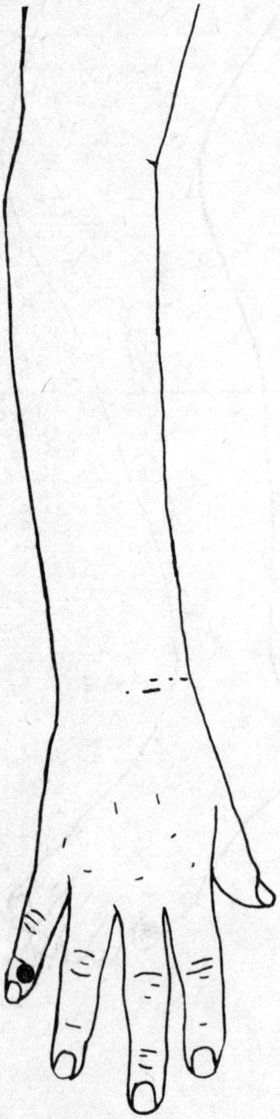

Ji-Jiu Punkt 76

Unmittelbar hinter der *inneren* Ecke des kleinen Fingernagels, gegenüber dem Ringfinger.

Dieser Punkt hat keine Typ 1-Anwendung.

TYP 2

Herzanfall, Herzschlag
Herzstillstand
Psychische Störungen, bei vorübergehender Depression
Rippenfellentzündung
Sodbrennen
Unterarm

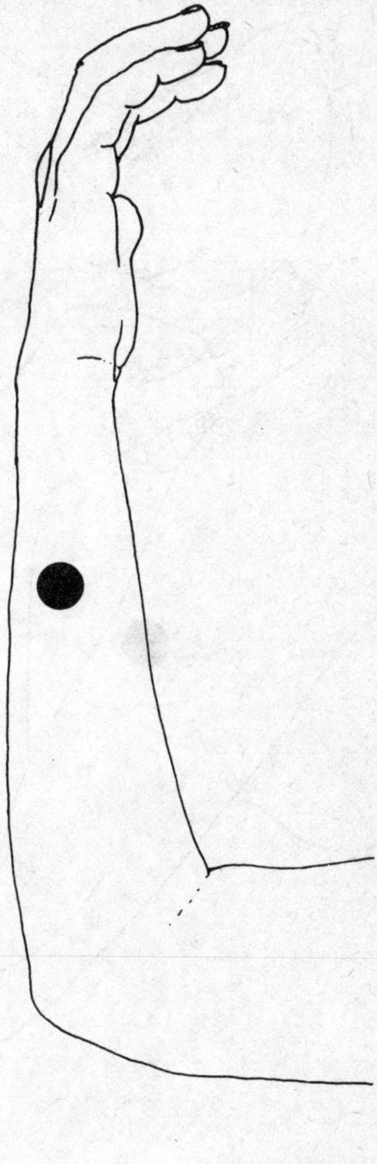

Ji-Jiu Punkt 77

Eine Handbreite und zwei Daumenbreiten über der ausgeprägtesten Falte des Handgelenks (in Richtung auf den Ellenbogen), auf der Außenkante des Unterarms, in einer Linie mit dem kleinen Finger.

TYP 1

Hand, besonders bei Schmerzen
Unterarm

TYP 2

Angstkontrollzentrum (Besorgnis)
Gleichgewichtsstörung
Herz, zusammen mit Punkt 15
Schmerzkontrollzentrum
Schwindel
Vergiftung, oral; bei Erbrechen und Würgen, bei bleichem, bläulichem und mit kaltem Schweiß bedecktem Gesicht, zusammen mit Punkt 13, halbstündlich

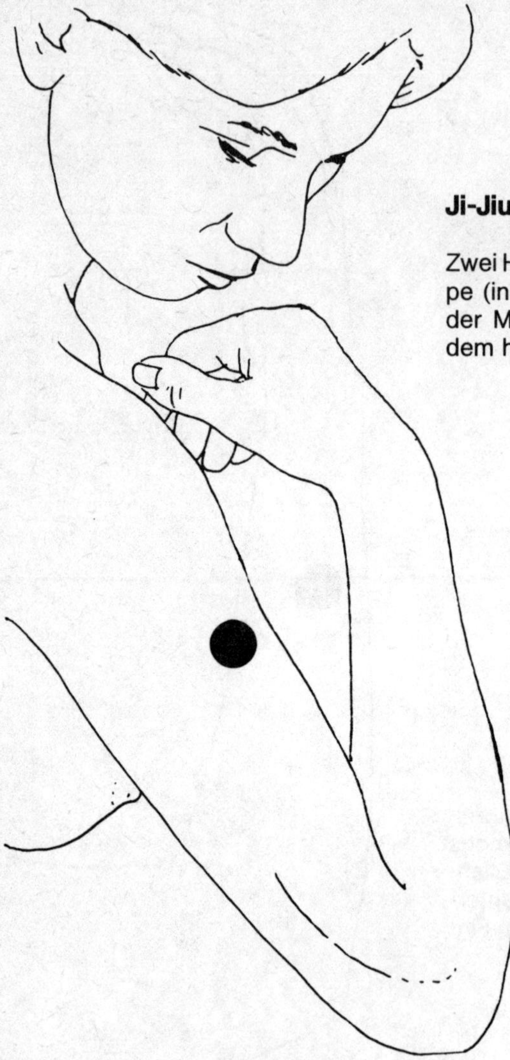

Ji-Jiu Punkt 78

Zwei Handbreiten unter der Schulterkuppe (in Richtung auf den Ellenbogen), in der Mitte zwischen dem vorderen und dem hinteren Teil des Oberarms.

TYP 1

Erbrechen

TYP 2

Bronchitis
Durstkontrollzentrum
Gedächtniskontrollzentrum
Gleichgewichtsstörung
Vergiftung durch Kohlenmonoxyd
„Vom Teufel besessen"

Ji-Jiu Punkt 79

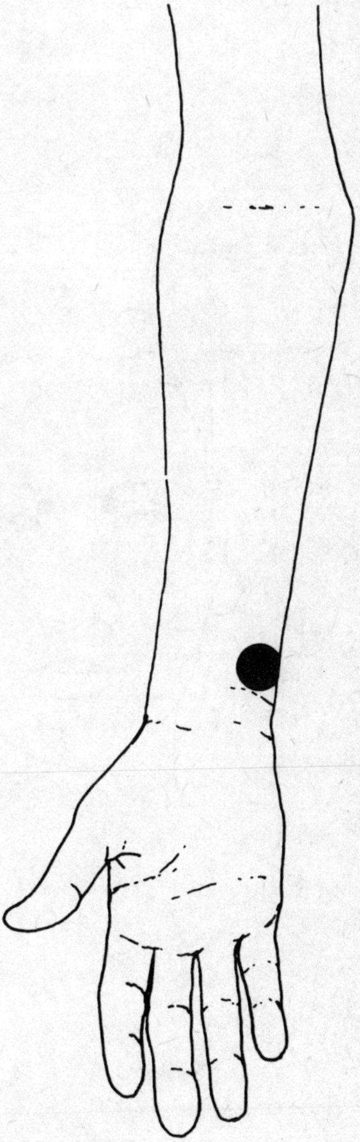

Eine Daumenbreite über der ausgeprägtesten Falte an der *Innenseite* des Handgelenks, in einer Linie mit dem kleinen Finger.

Dieser Punkt hat keine Typ 1-Anwendung.

TYP 2

Atemnot
Hand
Magen
Mandelentzündung
Nasenbluten
Psychische Störungen, vorübergehende
Schmerzkontrollzentrum (Hand)
Schnupfen
Schwindel
Zuckerkrankheit

Ji-Jiu Punkt 80 A

Im *inneren* Winkel des Auges, sehr nahe am und ein wenig über dem Tränenkanal. Massiere zwischen der Kerbe, die du über dem Auge in der Schädelöffnung spürst und dem Tränenkanal.

TYP 1

Auge

TYP 2

Bindehautenzündung

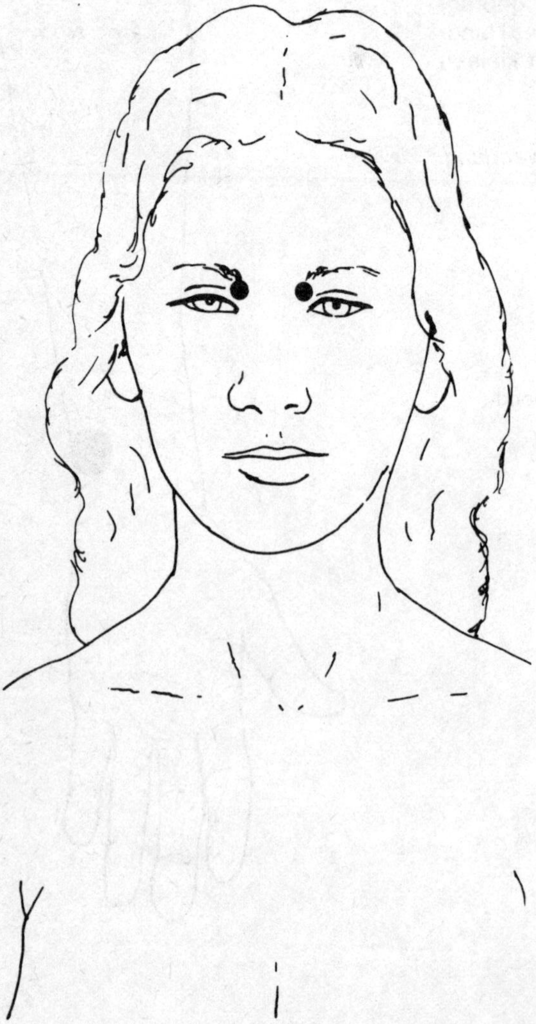

Ji-Jiu Punkt 80 B

Unmittelbar unterhalb der Augenbrauen oder auf ihnen, sehr nahe an Punkt 80 A, darf aber damit nicht verwechselt werden. Dieser Punkt liegt näher zur Augenmitte, unmittelbar über der Kerbe, die man in der Schädelöffnung finden kann.

TYP 1

Allergien, heuschnupfenartige Symptome
Hals und Nacken
Nasennebenhöhlenentzündung
Rücken, unterer

TYP 2

Ischias
Nieskontrollzentrum

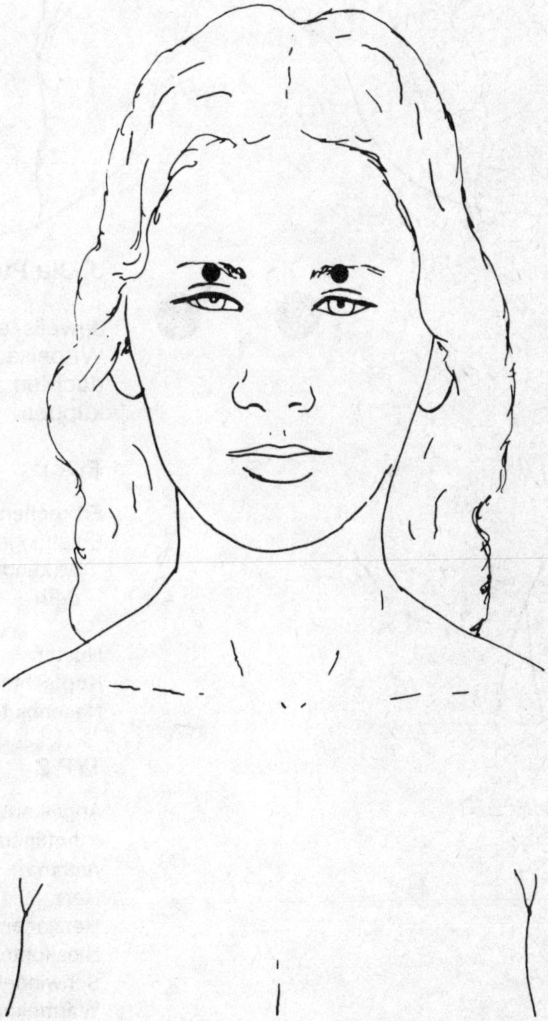

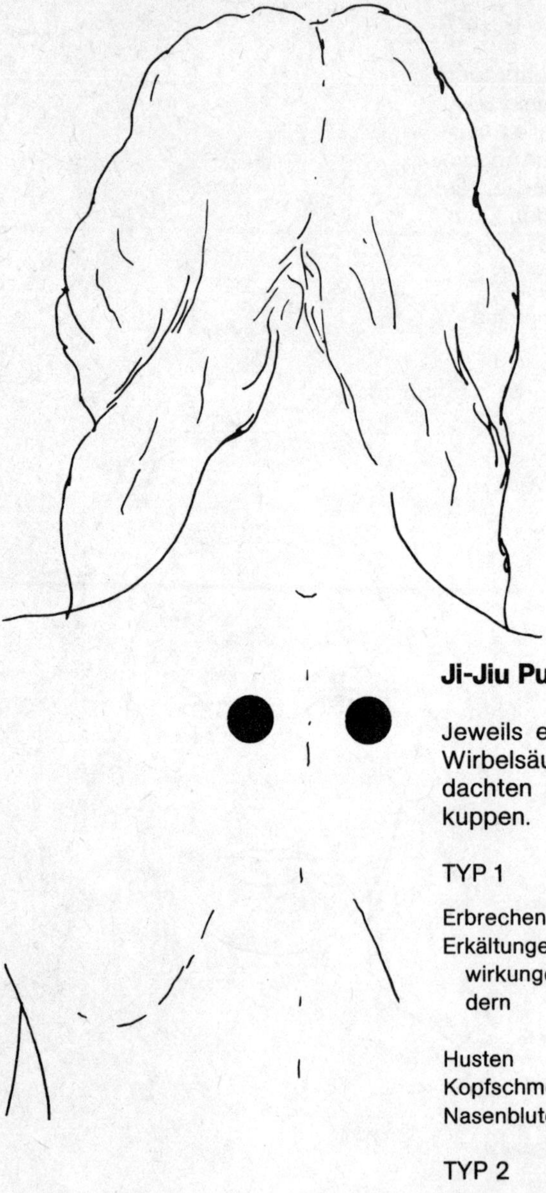

Ji-Jiu Punkt 81

Jeweils eine Daumenbreite neben der Wirbelsäule, etwas unterhalb einer gedachten Linie zwischen den Schulterkuppen.

TYP 1

Erbrechen und Würgen
Erkältungen und Grippe, Frösteln, um Nachwirkungen von Nässe oder Kälte zu verhindern

Husten
Kopfschmerzen
Nasenbluten

TYP 2

Angstkontrollzentrum, bei Schrecken und heftigem Herzklopfen
Asthma
Herz
Herzjagen
Nieskontrollzentrum
Schwindel
Wärmekontrollzentrum

Ji-Jiu Punkt 82

Jeweils eine Daumenbreite neben der Wirbelsäule, zwischen der fünften und der sechsten Rippe oder auf einer Linie zwischen den Mittelpunkten der Schulterblätter.

TYP 1

Angst (nervöse, aktive)
Nasenbluten
Zahnschmerzen (Backenzähne)

TYP 2

Höhenkrankheit
Sonnenstich

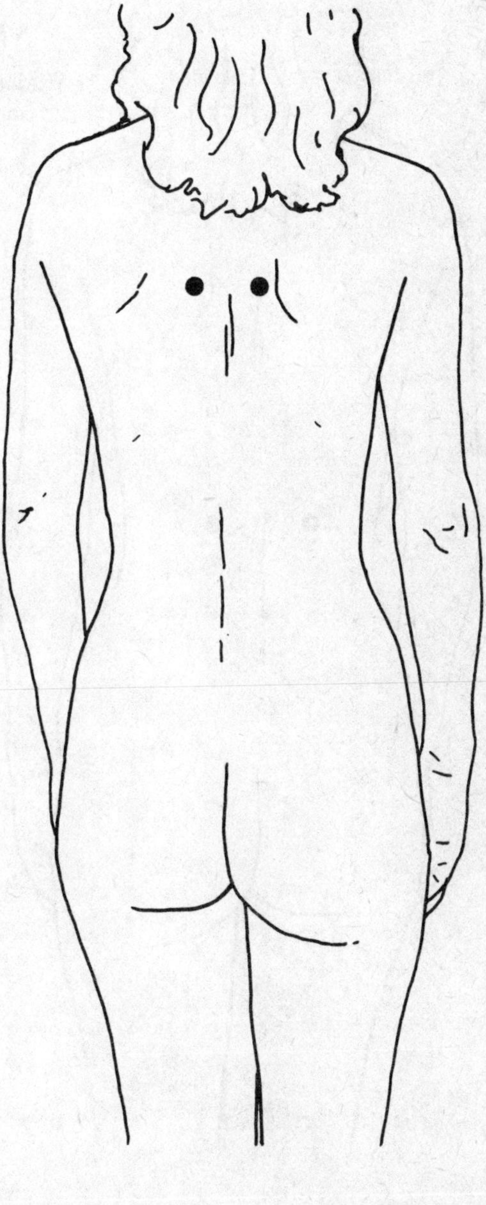

Ji-Jiu Punkt 83

Jeweils zwei Daumenbreiten neben der Wirbelsäule, auf oder etwas unterhalb einer Linie zwischen den Ellenbogen.

TYP 1

Härmorrhoiden
Rücken, oberer

TYP 2

Blutdruck, hoher
Gonorrhoe
Ischias
Wurmfortsatzentzündung, akute

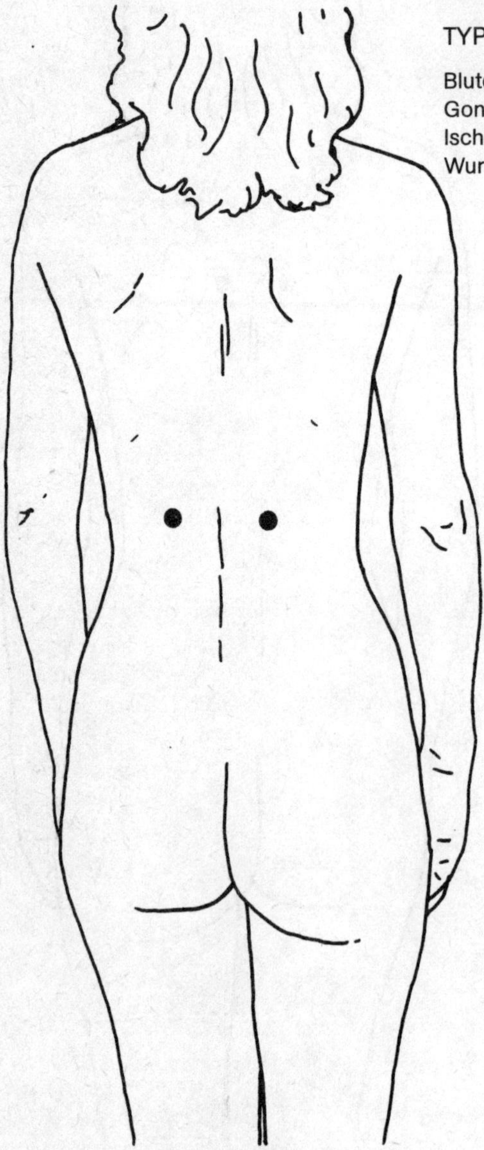

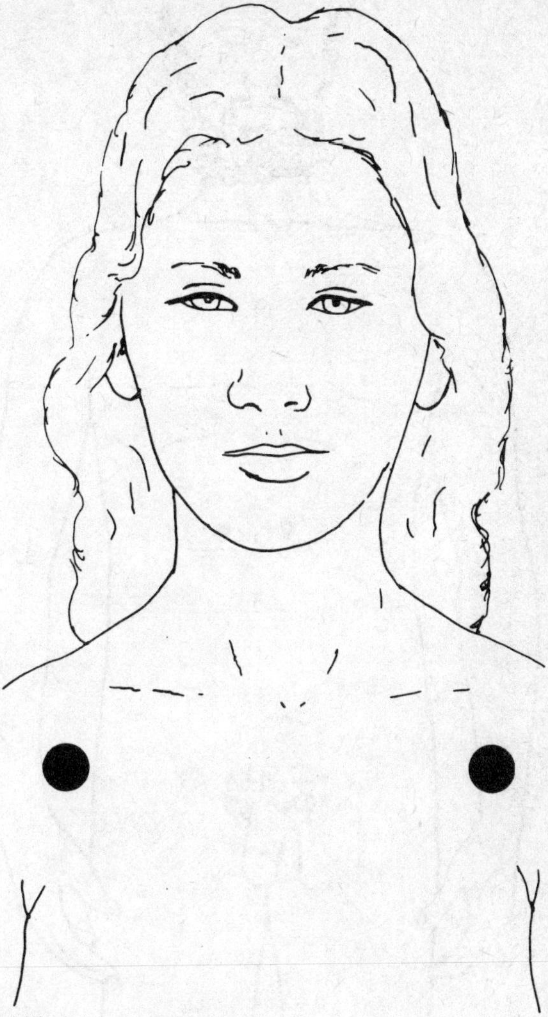

Ji-Jiu Punkt 84

Unmittelbar unterhalb des Schlüsselbeins, in der Mulde, wo sich die Arme mit dem Oberkörper verbinden.

TYP 1
Akne
Schlaflosigkeit

TYP 2

Lungenentzündung
Mandelentzündung
Rippenfellentzündung und Schmerzen beim Atmen
Stotterkontrollzentrum

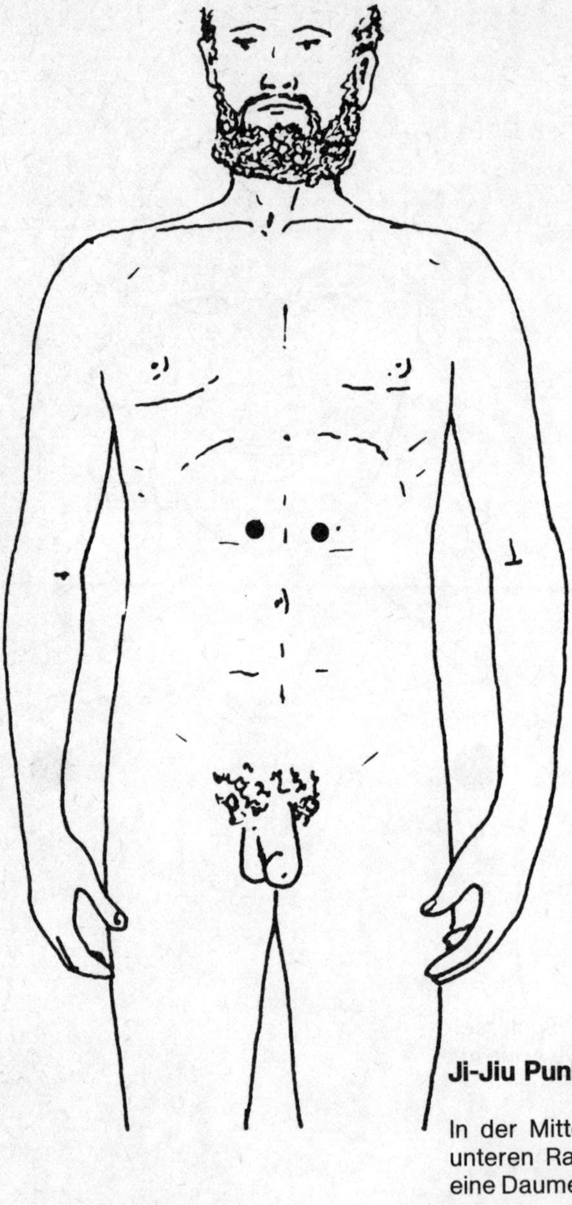

Ji-Jiu Punkt 85

In der Mitte zwischen Nabel und dem unteren Rand des Brustkorbes, jeweils eine Daumenbreite neben der Mittellinie.

TYP 1

Blähungen

TYP 2

Asthma und asthmatisches Atmen
Geschwüre, Magen und Zwölffingerdarm

Ji-Jiu Punkt 86

Unmittelbar unterhalb des Brustkorbrandes, jeweils eine Daumenbreite neben der Mittellinie.

TYP 1

Erbrechen, im frühen Stadium der Schwangerschaft

TYP 2

Bronchitis
Gelbsucht
Geschwüre, Magen und Zwölffingerdarm

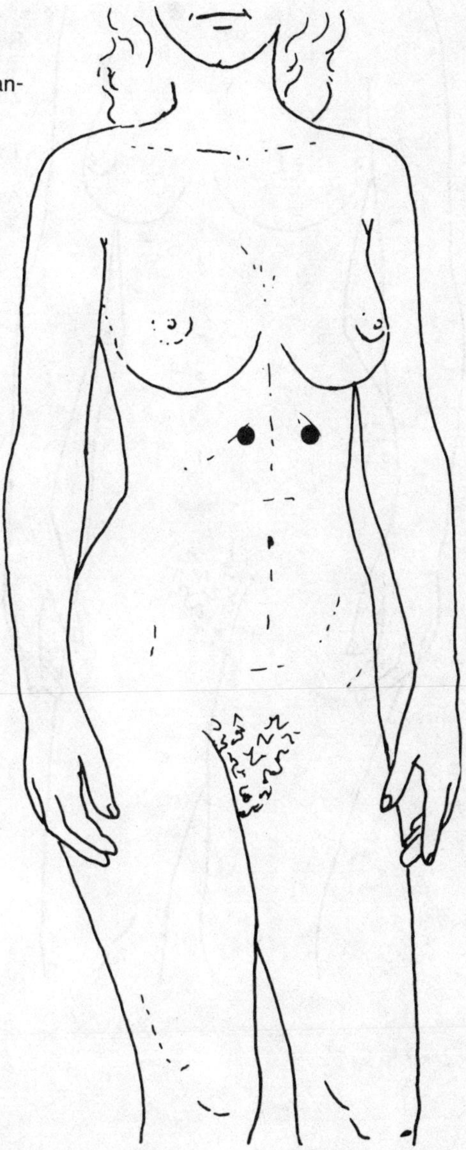

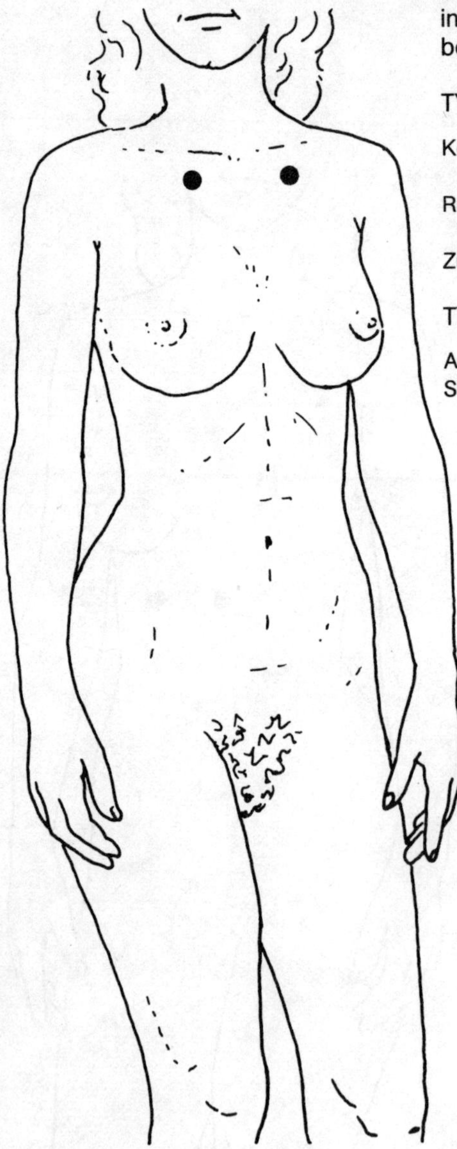

Ji-Jiu Punkt 87

Unmittelbar unterhalb des Schlüsselbeins, in einer Linie mit dem Halsansatz, in den Mulden unterhalb des Schlüsselbeins.

TYP 1

Kopfschmerzen, besonders durch psychische Belastung
Regelblutung, bei vorangehenden Beschwerden und Spannungen
Zunge, besonders, wenn sie schmerzt

TYP 2

Asthma
Schmerzkontrollzentrum

Ji-Jiu Punkt 88

Eine Hand- und eine Daumenbreite oberhalb der ausgeprägtesten Falte der *Innen*seite des Handgelenks, in einer Linie mit dem Mittelfinger.

TYP 1

Achselhöhle, besonders wenn geschwollen und schmerzhaft
Alpträume, besonders bei Kindern
Arm
Kopf
Ohr

TYP 2

Angstkontrollzentrum (Angst bei Kindern)
Cholera
Ersticken (Fremdkörper steckt im Rachen)*
Malaria
Schmerzkontrollzentrum (Ohr)

* Dieser Punkt ersetzt nicht die herkömmlichen westlichen Erste Hilfe- und Notfallmaßnahmen.

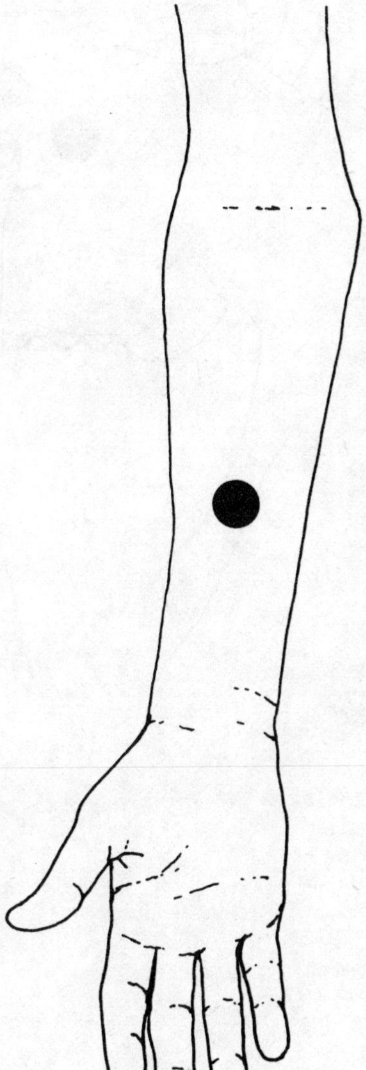

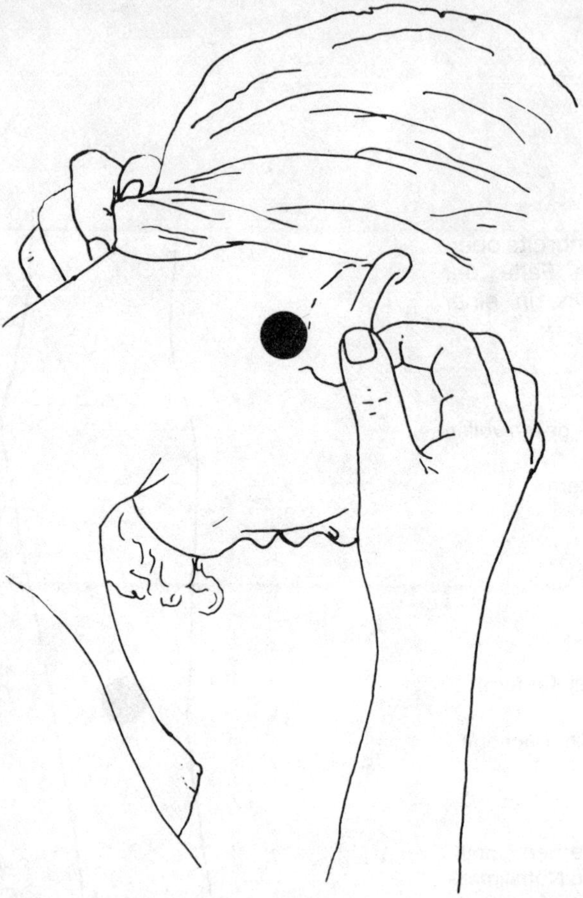

Ji-Jiu Punkt 89

Unmittelbar hinter dem unteren Teil des Ohrs, in der Mulde, wo Nacken, Kiefer und Ohr sich treffen.

TYP 1

Erkältungen und Grippe
Ohr, besonders wenn es schmerzt und/oder feucht ist und juckt

TYP 2

Gesichtslähmung, zeitweilige
Mumps
Taubheit, partielle (Schwerhörigkeit), vorübergehende

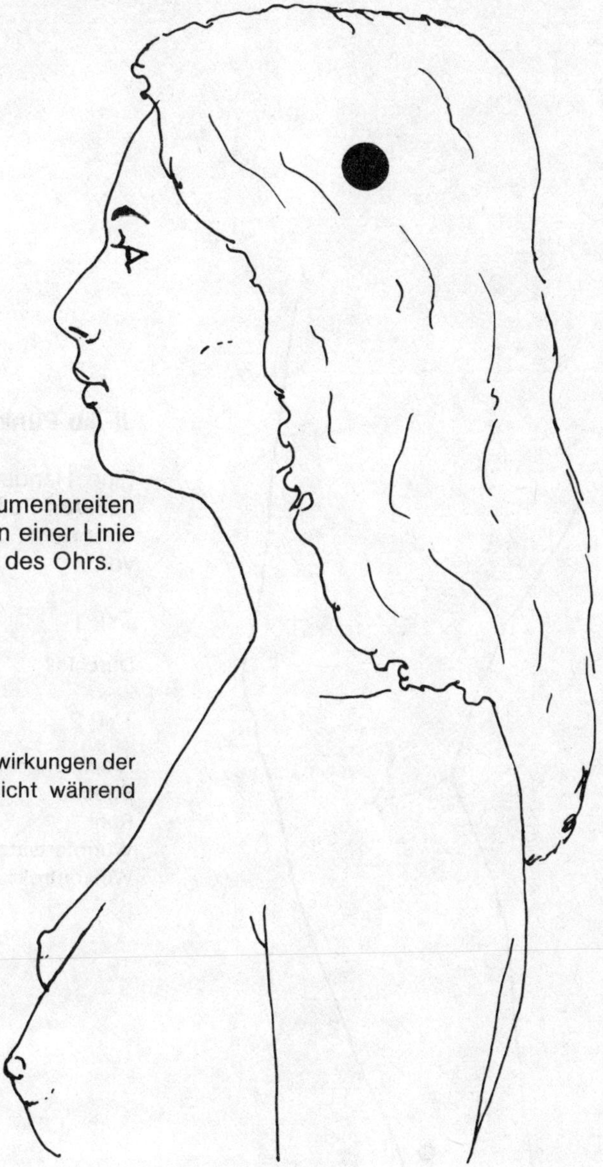

Ji-Jiu Punkt 90

Auf dem Schädel, zwei Daumenbreiten über der Spitze des Ohrs, in einer Linie mit der rückwärtigen Hälfte des Ohrs.

TYP 1

Auge

TYP 2

Vergiftung, um zu helfen, Nachwirkungen der Vergiftung zu beseitigen. Nicht während der Vergiftung anwenden.

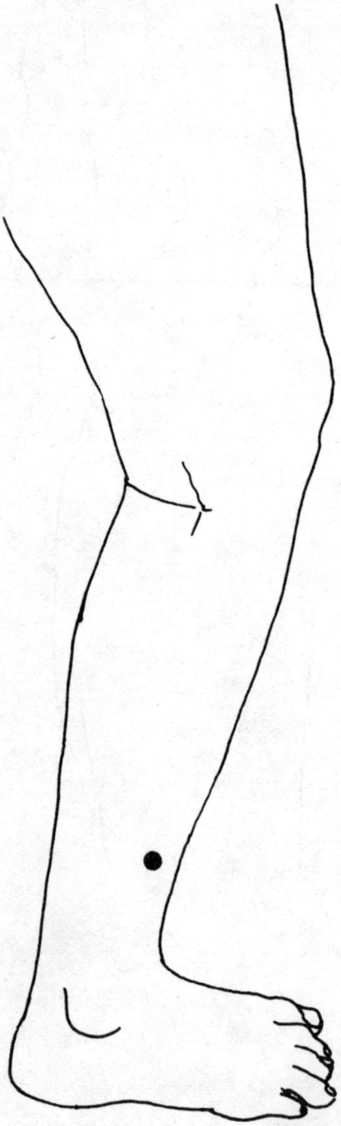

Ji-Jiu Punkt 91

Eine Handbreite über der Kuppe des *äußeren* Fußknöchels, nicht unmittelbar über dem Fußgelenk, sondern etwas davor.

TYP 1

Durchfall

TYP 2

Angstkontrollzentrum
Beriberi
Ruhr
Wurmfortsatzentzündung, akute
Wutkontrollzentrum

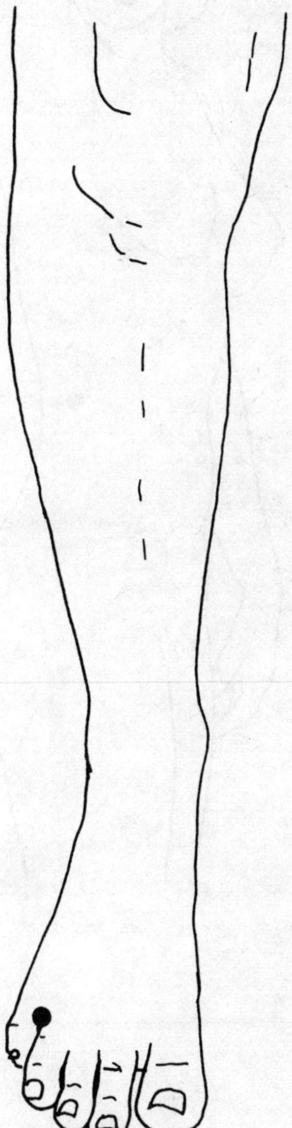

Ji-Jiu Punkt 92

An der Lücke zwischen dem vierten und dem kleinen Zeh.

TYP 1

Fußpilz
Zehen, besonders wenn feucht und juckend

TYP 2

Rippenfellentzündung

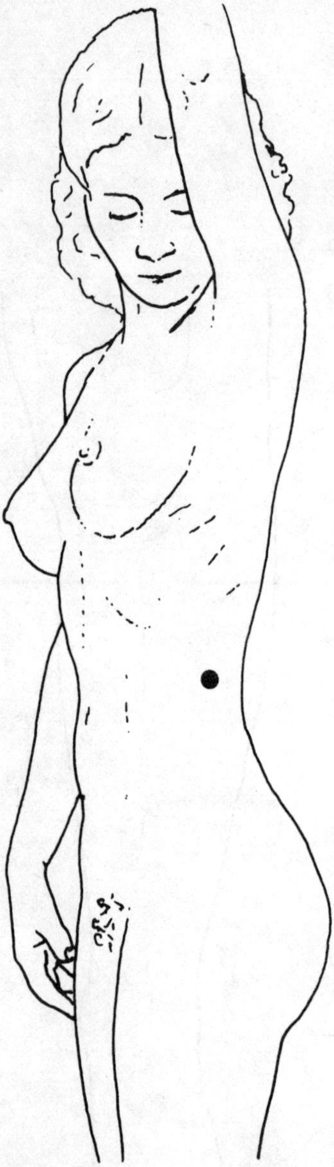

Ji-Jiu Punkt 93

Auf der Taille bei einem Menschen mit „normaler Taille“. Seitlich am Körper, nahezu in einer Linie mit den Ellenbogen.

TYP 1

Blähungen

TYP 2

Bauchspeicheldrüse
Blutdruck, hoher
Gelbsucht
Hungerkontrollzentrum
Leber
Malaria
Milz

Ji-Jiu Punkt 94

Zwischen neunter und zehnter Rippe (von oben), unmittelbar unterhalb der Brustwarzen.

Dieser Punkt hat keine Typ 1-Anwendung.

TYP 2

Bauchfellentzündung
Blutdruck, hoher
Geburt, um bei einer schweren Entbindung zu helfen, und bei Schwierigkeiten danach
Leber

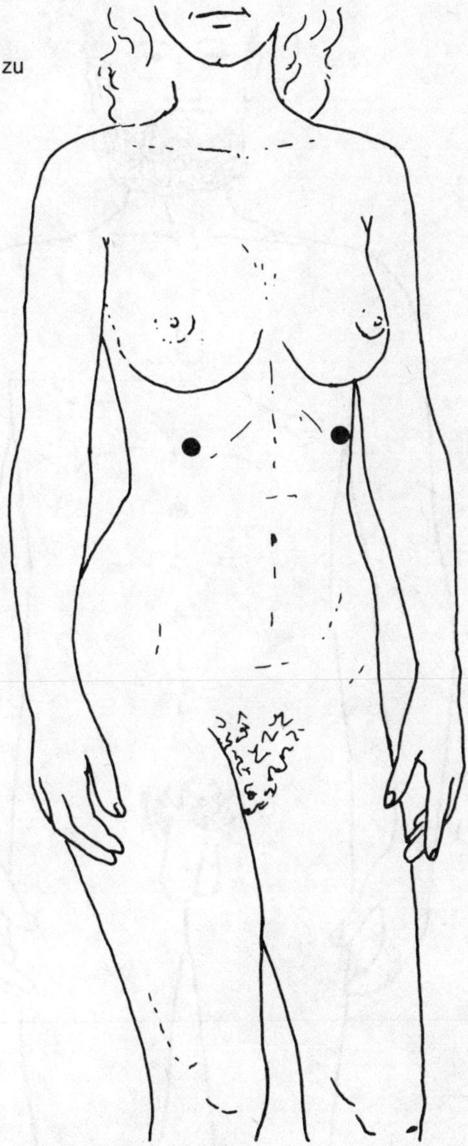

Ji-Jiu Punkt 95

Eine Hand- und eine Daumenbreite über dem Nabel, auf der Mittellinie.

TYP 1

Durchfall, zusammen mit Punkt 9
Erbrechen, zusammen mit Punkt 9
Magen
Verstopfung

TYP 2

Blutdruck, hoher
Cholera
Irrationalität, zeitweilige
Lähmung, zeitweilige
Ruhr
Schluckaufkontrollzentrum

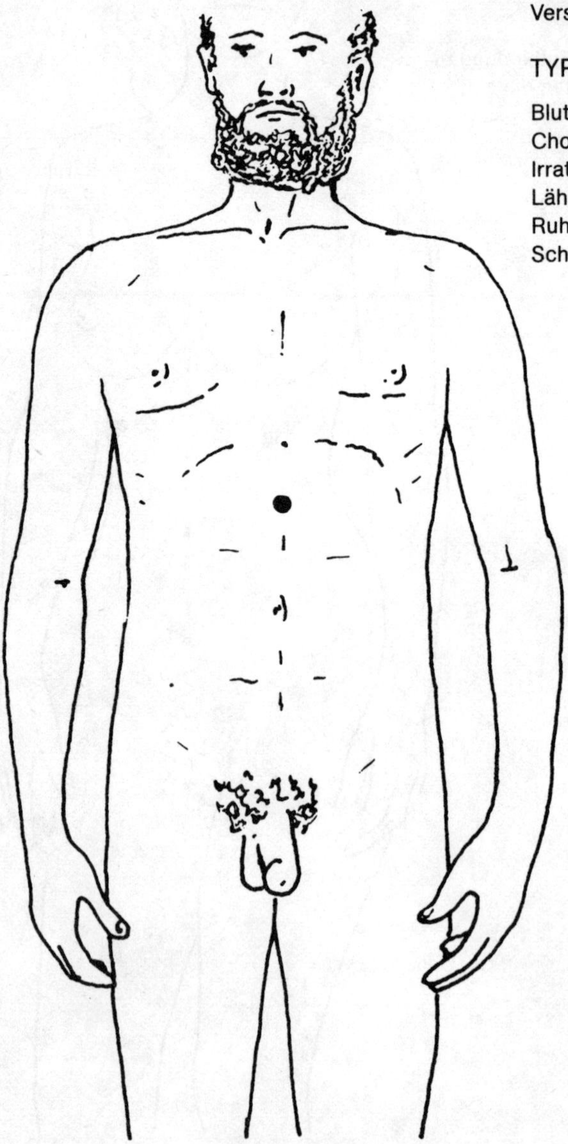

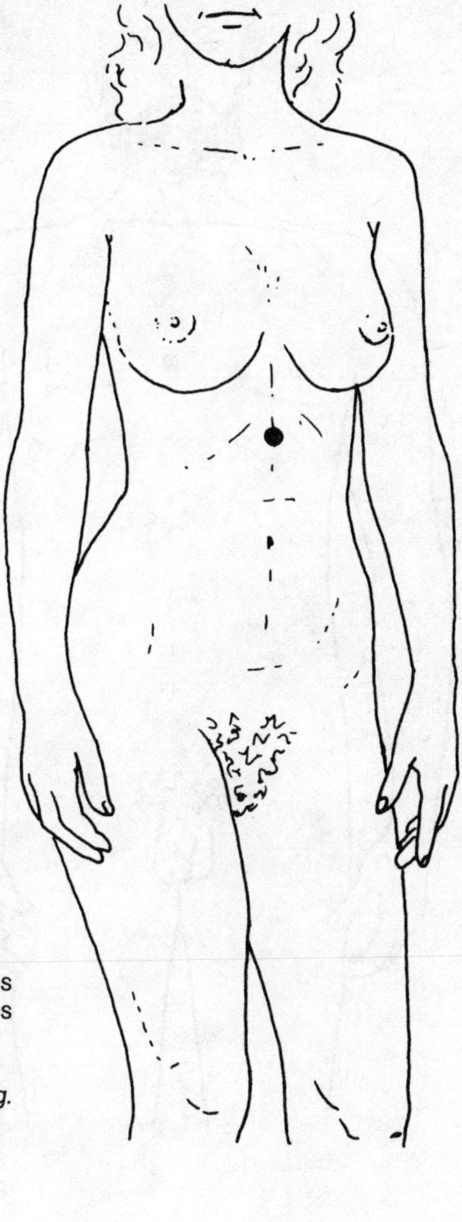

Ji-Jiu Punkt 96

Zwei Daumenbreiten unterhalb des Brustbeins (Sternum, unterhalb des Schwertfortsatzes), auf der Mittellinie.

Dieser Punkt hat keine Typ 1-Anwendung.

TYP 2

Angstkontrollzentrum
Bauchfellentzündung
Bronchitis
Epileptische Anfälle
Malaria
Psychische Störungen, vorübergehende
Rippenfellentzündung
Schluckaufkontrollzentrum

Ji-Jiu Punkt 97

In der Mitte des Brustbeins (Sternum), in einer Linie mit den Brustwarzen (bei erwachsenen Frauen entsprechend höher).

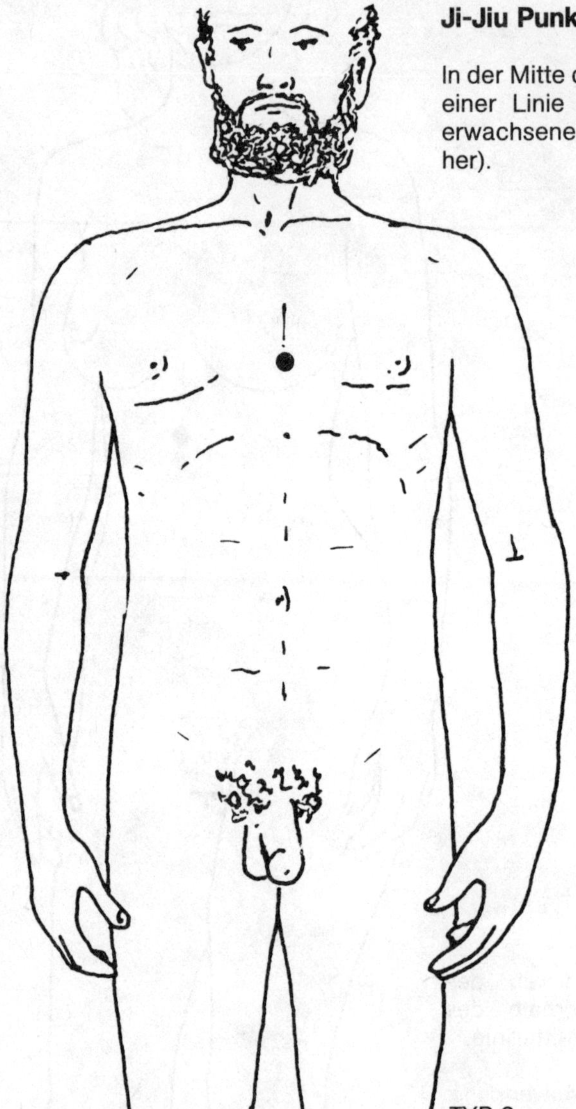

TYP 1

Husten
Müdigkeit, anhaltende
Schlaflosigkeit

TYP 2

Angstkontrollzentrum
Bioenergiekontrollzentrum
Brust, weibliche
Erschöpfung
Kopfverletzungen, zusammen mit Punkt 105, bei Lebensgefahr
Lungen
Raucher-Kontrollzentrum
Ruhelosigkeit
Schlafkontrollzentrum

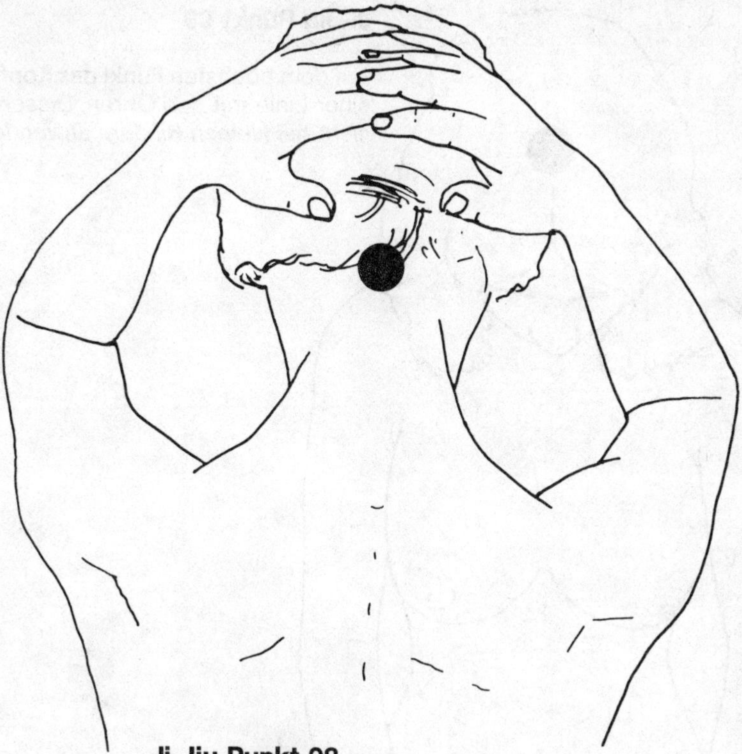

Ji-Jiu Punkt 98

Auf der Wirbelsäule, wo sie mit dem Schädel zusammentrifft (oberster Halswirbel).

TYP 1

Erkältungen und Grippe
Hals und Nacken
Kopfschmerzen
Nasenbluten
Ohrenschmerzen
Schnupfen
Zahnschmerzen

TYP 2

Gelbsucht
Gleichgewichtsstörungen
Lähmung, halbseitige, vorübergehende
Psychische Störungen
Selbstmörderische Handlungen
Taubheit, partielle (Schwerhörigkeit), vorübergehende

Ji-Jiu Punkt 99

Auf dem höchsten Punkt des Kopfes, auf einer Linie mit den Ohren. *Diesen Punkt nicht bei kleinen Kindern anwenden.*

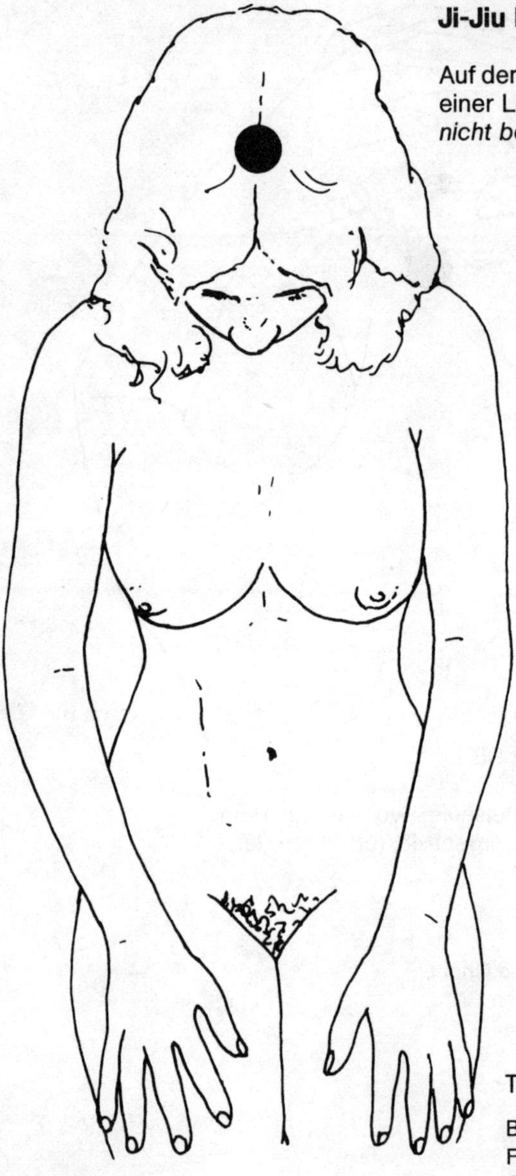

TYP 1

Durchfall
Hämorrhoiden
Kopfschmerzen
Nervosität
Schnupfen

TYP 2

Blutung im Gehirn
Furcht, extreme
Gleichgewichtsstörung
Harnröhrenverengung
Hysterie
Krämpfe bei älteren Kindern
Lähmung, halbseitige, zeitweilige
Psychische Störungen
Selbstmörderische Handlungen
Taubheit, partielle (Schwerhörigkeit), vorübergehende

Ji-Jiu Punkt 100

Auf der Wirbelsäule, eine Daumenbreite unterhalb der Stelle, wo sie auf den Schädel trifft (oberster Halswirbel).

TYP 1

Hals und Nacken
Nasenbluten
Ohr

TYP 2

Epileptische Anfälle
Taubheit, partielle (Schwerhörigkeit), vorübergehende

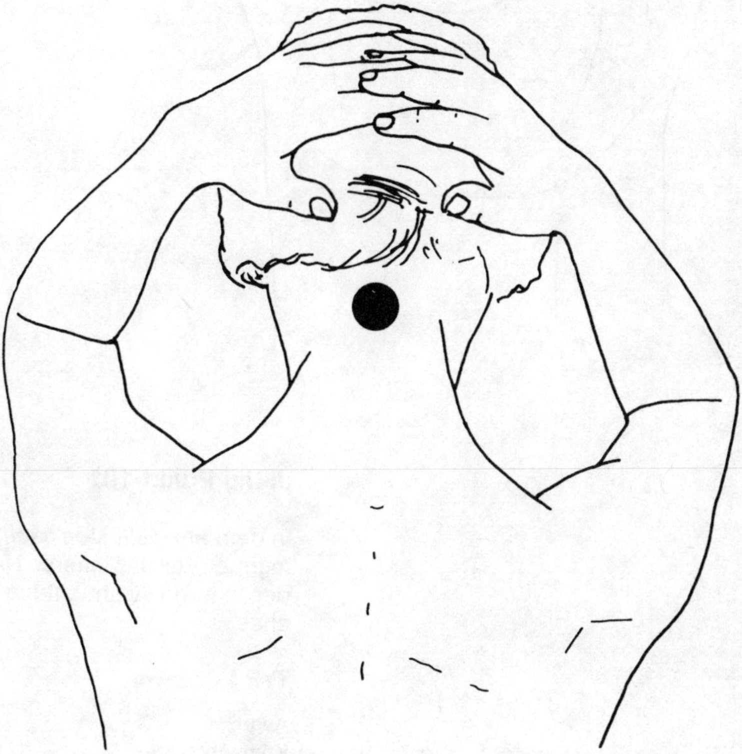

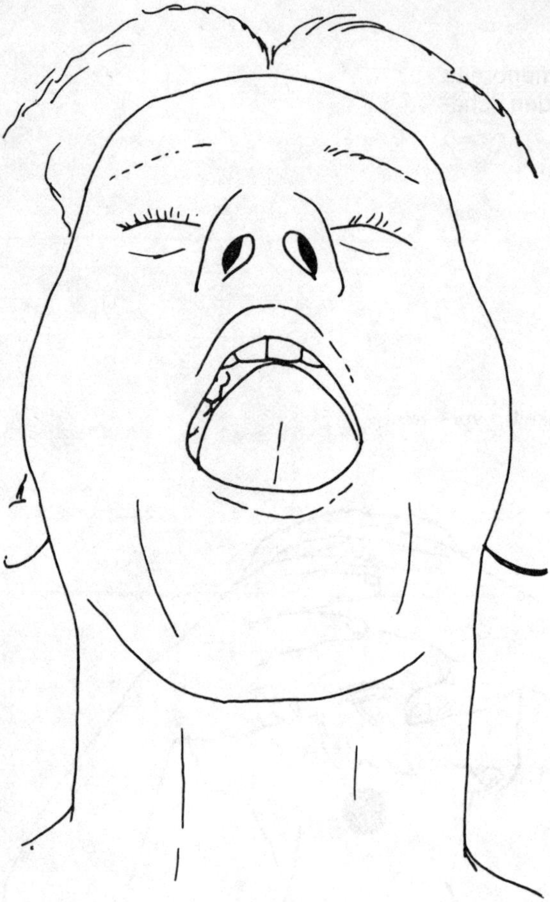

Ji-Jiu Punkt 101

In dem am *weitesten nach außen* hin gelegenen Teil des inneren Nasenloches. In der inneren Ausbuchtung des Nasenloches.

TYP 1

Auge
Kopfschmerzen
Migräne

TYP 2

Fieberkontrollzentrum
Schmerzkontrollzentrum (Auge)

Ji-Jiu Punkt 102

Auf der Unterseite der Zunge, *nur rechts*, mehr zur Zungenspitze als zur Zungenwurzel hin.

TYP 1

Wunde Stellen im Mund

TYP 2

Durstkontrollzentrum

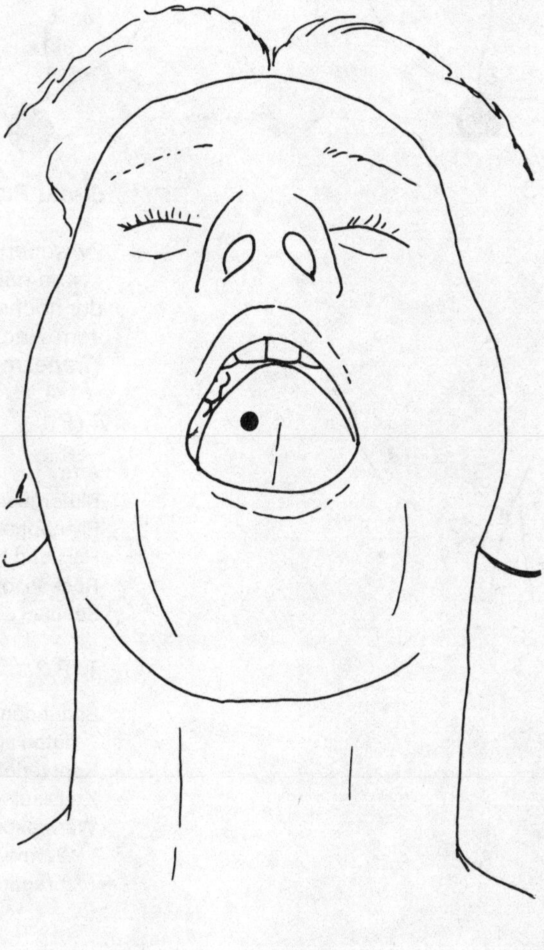

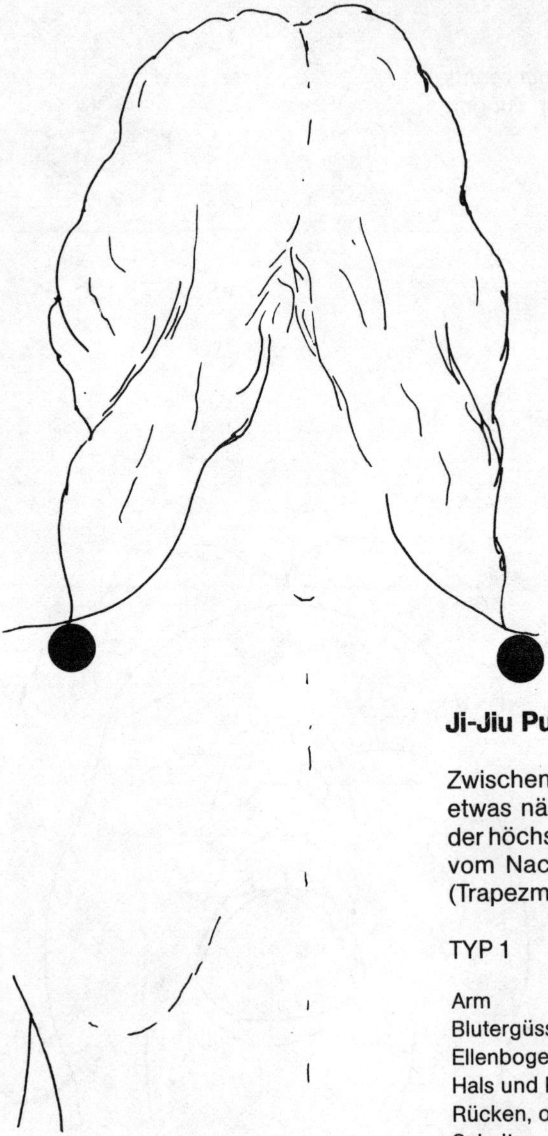

Ji-Jiu Punkt 103

Zwischen Nacken und Schulterkuppe, etwas näher am Arm, und genau hinter der höchsten Stelle des Muskels, der sich vom Nacken bis zur Schulter erstreckt (Trapezmuskel).

TYP 1

Arm
Blutergüsse
Ellenbogen
Hals und Nacken
Rücken, oberer
Schulter

TYP 2

Blutungen, zusammen mit Punkt 20, zehn Minuten später Punkt 21
Kopfverletzungen
Kreislaufschock
Wärmekontrollzentrum, um ein Gefühl der Wärme zu erzeugen und den Kreislauf anzuregen

Ji-Jiu Punkt 104

Auf dem Fußrücken, auf halbem Weg zwischen dem Punkt, wo der Fuß ins Bein übergeht und den Zehen, in einer Linie mit dem zweiten Zeh.

TYP 1

Fuß
Hals und Nacken
Schulter

TYP 2

Fieberkontrollzentrum
Vergiftung durch Lebensmittel; wenn schwer, zusammen mit Punkt 18 oder Punkt 105

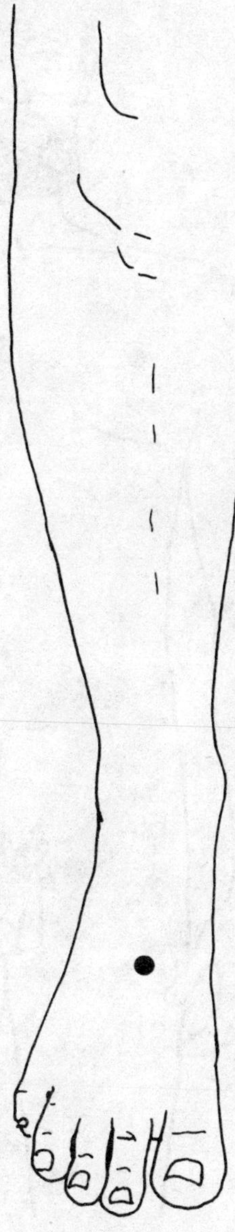

Ji-Jiu Punkt 105

Zwei Daumenbreiten über, und in einer Linie mit den Brustwarzen. *Dieser Punkt soll bei Frauen nicht angewendet werden.*

TYP 1

Sodbrennen

TYP 2

Atemkontrollzentrum; soll unmittelbar, bevor man tief und stark atmen will, angewendet werden

Kopfverletzungen, zusammen mit Punkt 97, bei Lebensgefahr

Vergiftungen durch Lebensmittel, zusammen mit Punkt 104, halbstündlich

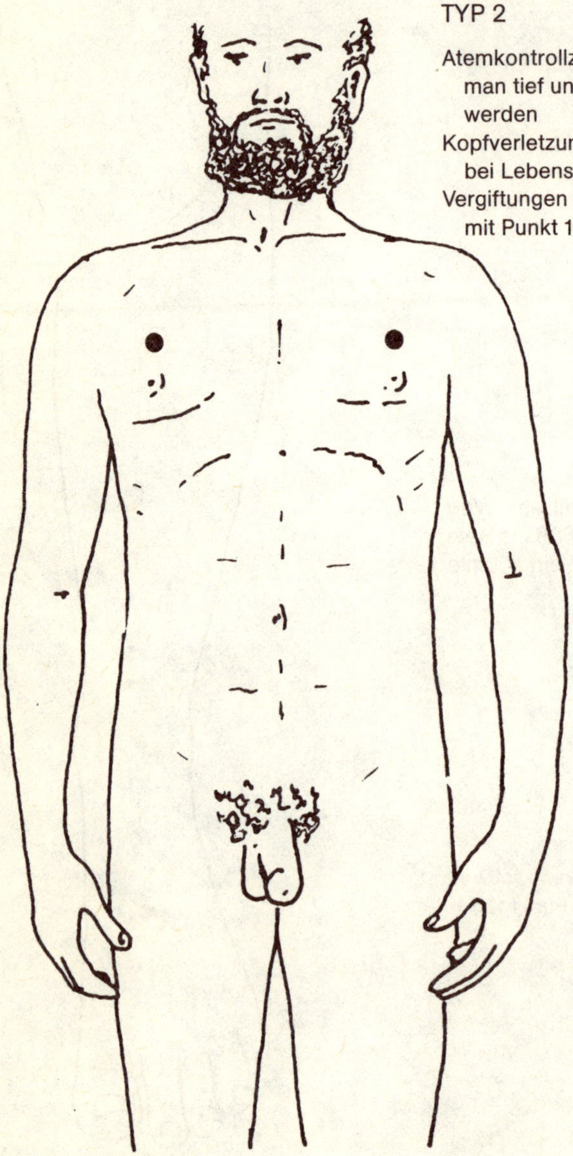

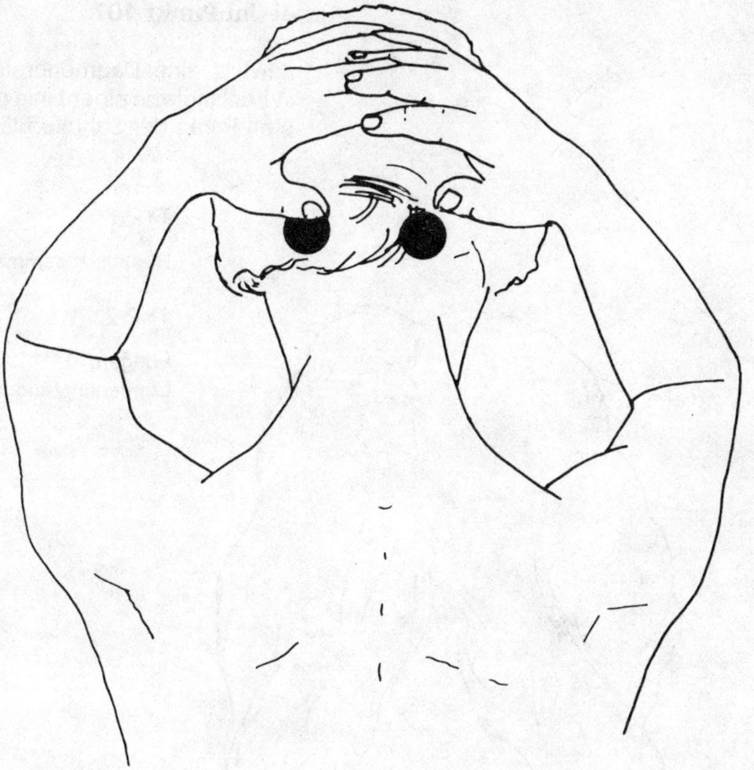

Ji-Jiu Punkt 106

Hinter dem Nacken, jeweils zwei Daumenbreiten neben der Stelle, wo die Wirbelsäule auf den Schädel trifft (oberster Halswirbel).

TYP 1

Hals und Nacken
Kopfschmerzen
Migräne
Nasenbluten
Nesselsucht
Schnupfen
Schulter
Zahnschmerzen

TYP 2

Taubheit, partielle (Schwerhörigkeit), vorübergehende

Ji-Jiu Punkt 107

Jeweils eine Daumenbreite neben der Wirbelsäule, in einer Linie mit dem höchsten Punkt der Schulterblätter.

TYP 1

Husten, zusammen mit Punkt 18

TYP 2

Lungen
Lungenentzündung

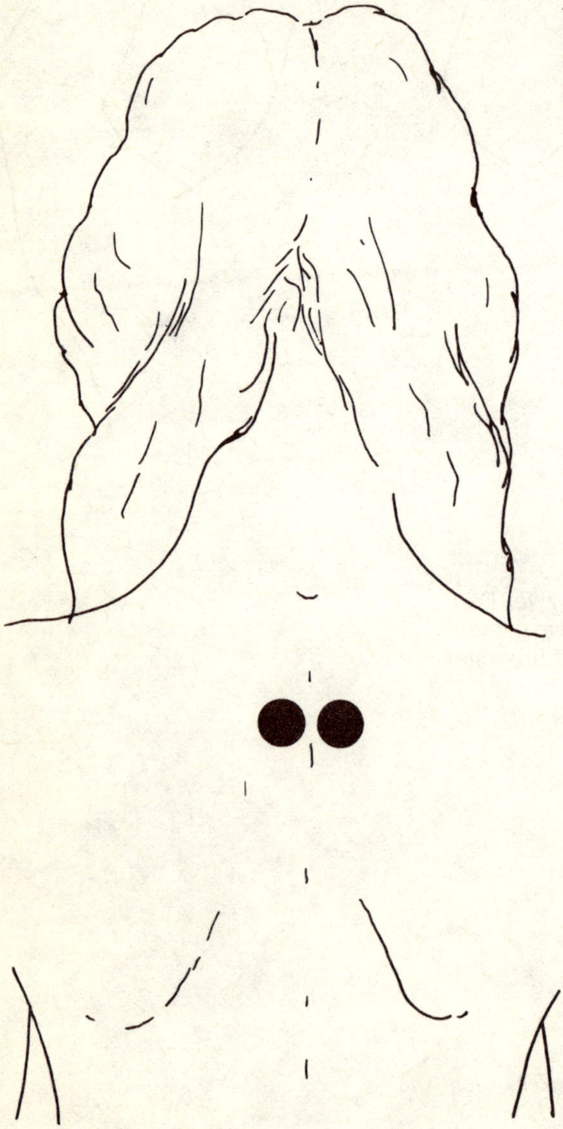

Ji-Jiu Punkt 108

Auf der Rückseite des Schädels, eine Handbreite über dem Schädelrand (oberster Halswirbel), in einer Linie mit den Ohrenspitzen.

TYP 1

Blähungen
Verdauungsstörungen

TYP 2

Unterzuckerung
Vitalitätskontrollzentrum, um zeitweilig die Vitalität anzuregen.

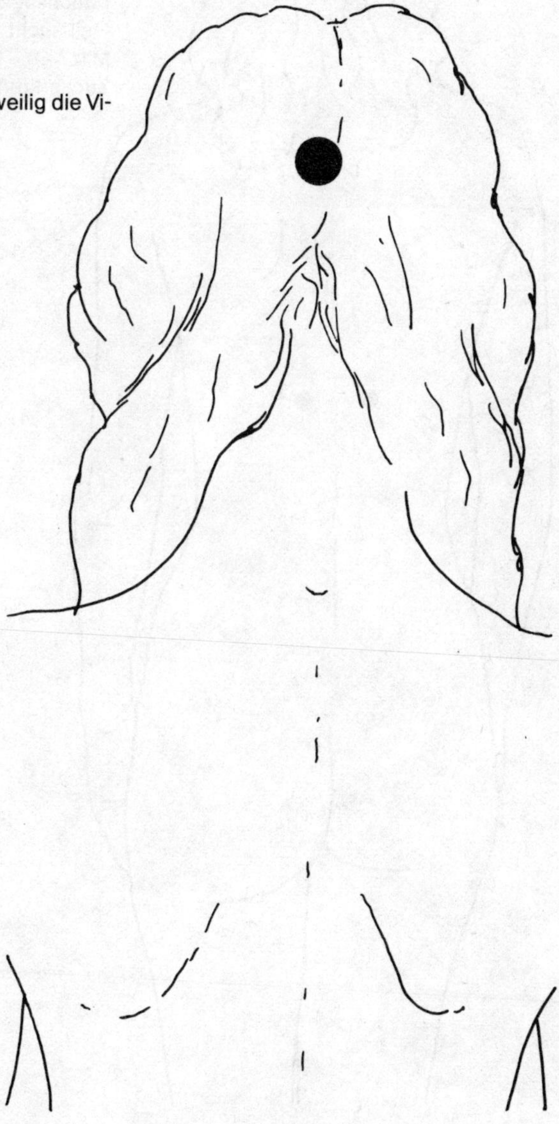

Ji-Jiu Punkt 109

Jeweils eine Daumenbreite neben der Wirbelsäule, auf einer gedachten Linie, die eine Handbreite über dem Ellenbogen liegt.

Dieser Punkt hat keine Typ 1-Anwendung.

TYP 2

Bauchspeicheldrüse
Gelbsucht
Milz
Zuckerkrankheit

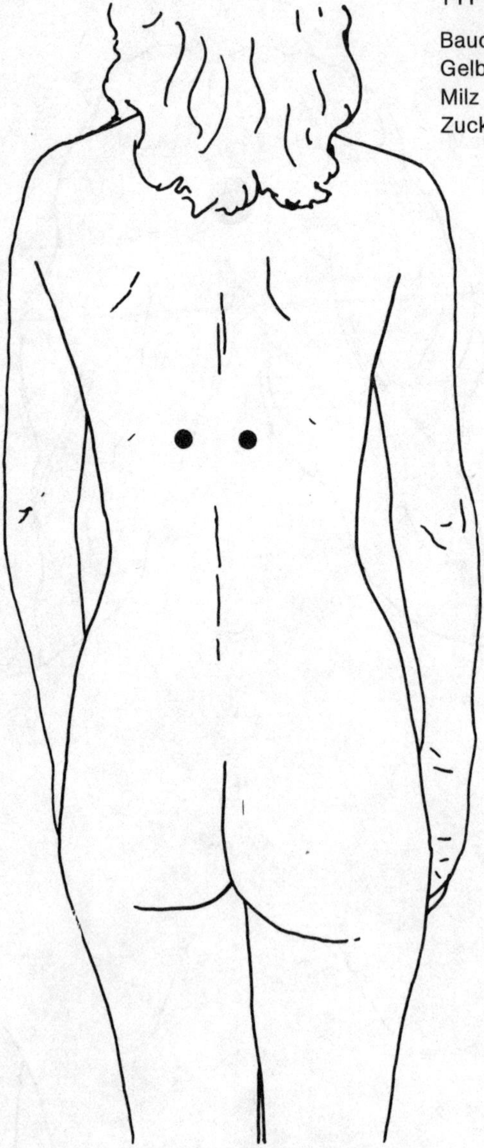

Ji-Jiu Punkt 110

In der Achselhöhle, an der höchsten Rippe, die man mit mäßigem Fingerdruck erreichen kann.

Dieser Punkt hat keine Typ 1-Anwendung.

TYP 2

Blutdruck, niedriger
Blutung, arterielle, *nur linke Seite*
Blutung, venöse *nur rechte Seite*
Durstkontrollzentrum

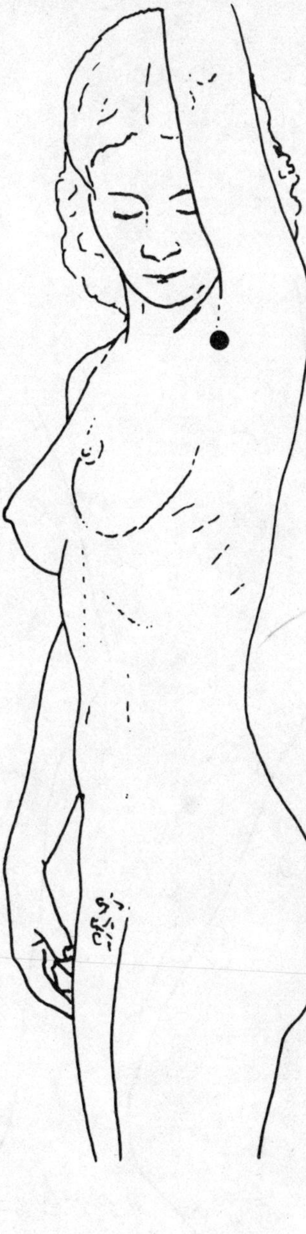

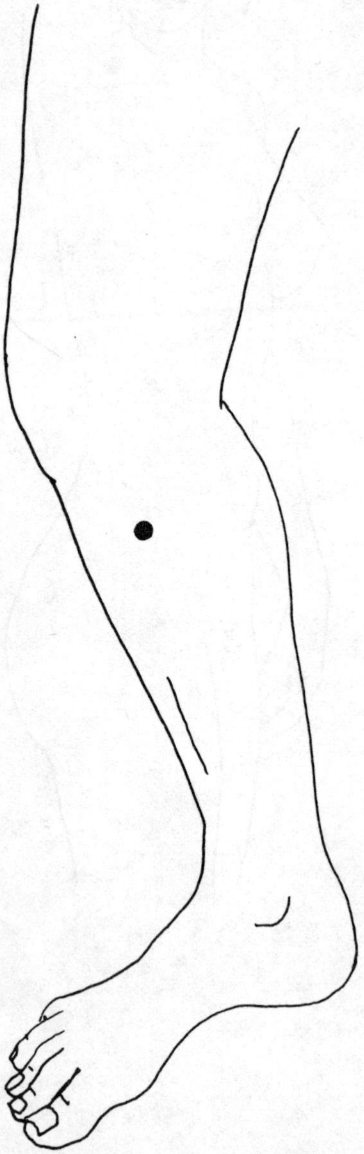

Ji-Jiu Punkt 111

Eine Handbreite und zwei Daumenbreiten unter dem Rand der Kniescheibe, unmittelbar hinter dem Schienbein, auf der *Innen*seite des Beins.

Dieser Punkt hat keine Typ 1-Anwendung.

TYP 2

Drogenmißbrauch
Hexenschuß

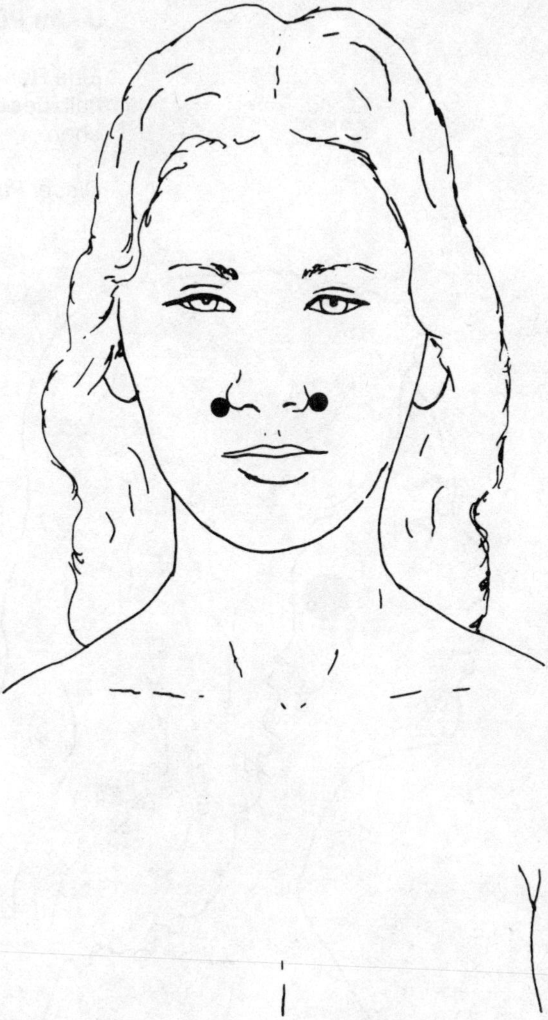

Ji-Jiu Punkt 112

Außen an den Nasenflügeln, wo sie sich mit den Wangen verbinden. Mehr auf der Wange, als auf den Nasenflügeln.

TYP 1

Erkältungen und Grippe
Nasennebenhöhlenentzündung
Schnupfen

TYP 2

Bei ernsteren Störungen im Zusammenhang mit Symptomen vom Typ 1

Ji-Jiu Punkt 113

Eine Handbreite vor und ein wenig oberhalb des Ohrkanals, auf dem Backenknochen.

Dieser Punkt hat keine Typ 1-Anwendung.

TYP 2

Infektion

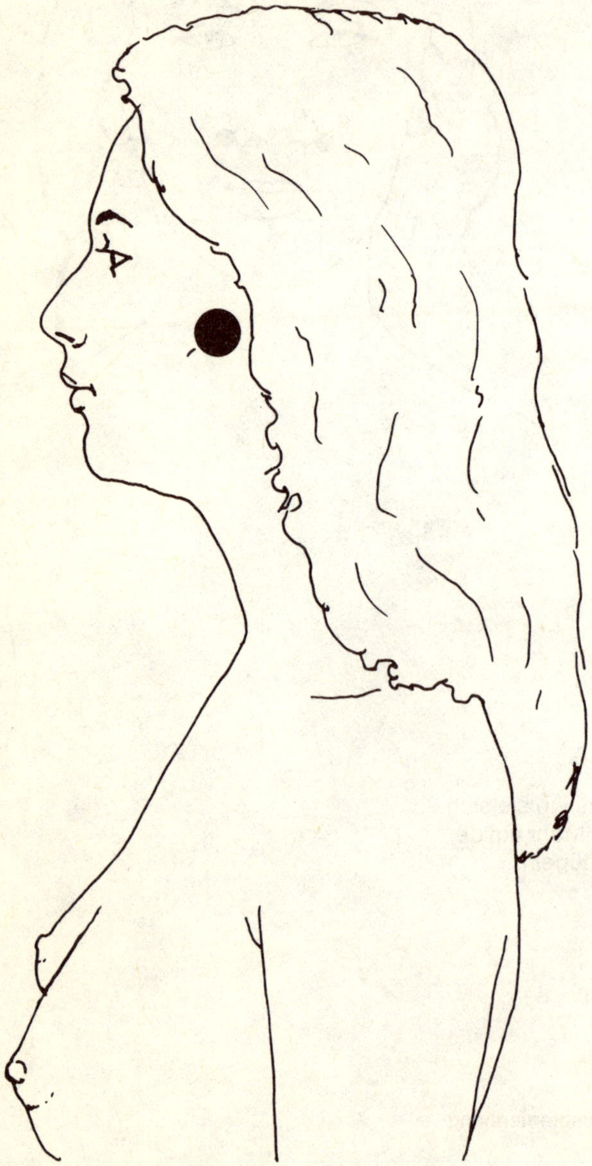

Ji-Jiu Punkt 114

Drei Daumenbreiten von der Kuppe des *äußeren* Fußknöchels entfernt, auf einer Linie, die den äußeren Fußknöchel mit dem Nagel des kleinen Zehs verbindet.

TYP 1

Fieberbläschen
Gürtelrose

TYP 2

Bei ernsteren Störungen, die im Zusammenhang mit den Symptomen vom Typ 1 auftreten.

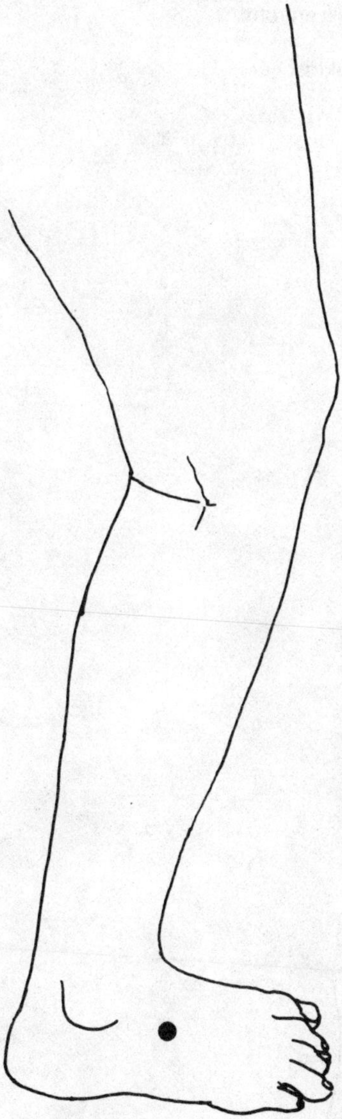

Ji-Jiu Punkt 115

In der Mitte zwischen Nase und Oberlippe.

Dieser Punkt hat keine Typ 1-Anwendung.

TYP 2

Ertrinken
Kreislaufschock
Nieskontrollzentrum
Ohnmacht
Schlag, elektrischer

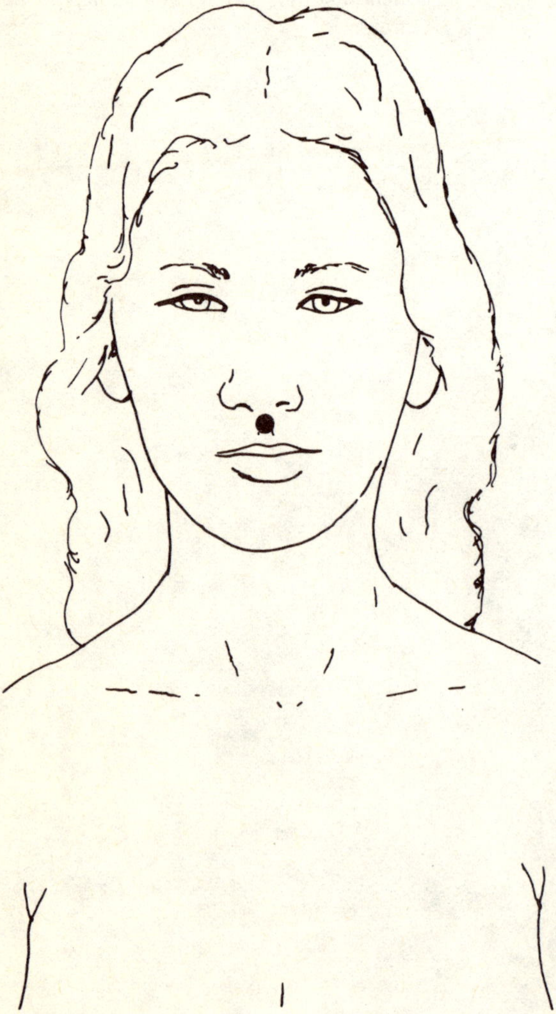

Ji-Jiu Punkt 116

Zwei Daumenbreiten unter dem Ende der Ellenbogenfalte (Oberseite des Arms), in einer Linie mit dem Mittelfinger.

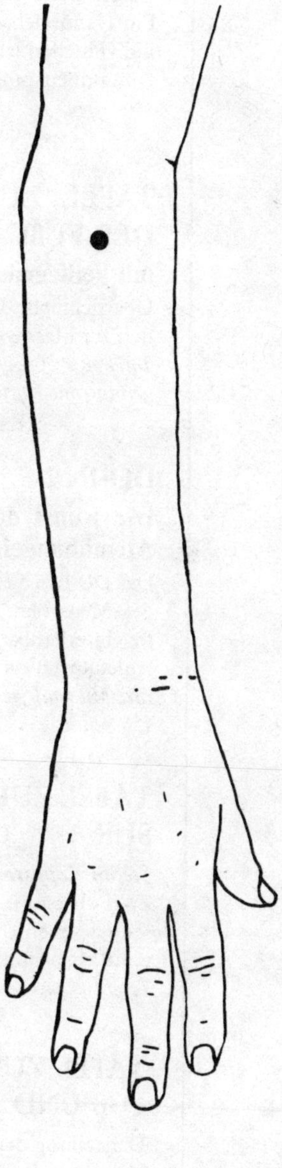

TYP 1

Hals und Nacken
Rücken, oberer
Schmerzen, von Lenden bis Nabel
Schultern
Zahnschmerzen

TYP 2

wie Typ 1